우리들이 궁금했던 시력 & 안경이야기

지은이 박창원

도서출판 대학서림

머리말

우리들이 궁금했던 시력이야기를 전하며…

"몸이 천냥이면 눈이 구백냥"

인체의 모든 기관이 각각 중요하지만 그중에 으뜸은 눈이라고 한다. 눈은 오감 중에서 가장 예민하고 많은 일을 하며 세상의 정보를 만나게 하는 수단 즉, 인식의 창(窓) 역할을 한다. 실제로 외부에서 몸으로 전달되는 정보의 80% 이상은 눈을 통해서 들어온다. 우리가 매 순간을 살아가며 얻는 정보에서 눈의 역할은 절대적이다. 그래서 눈은 우리 몸에서 최고의 정보 수집기관이라고 한다. 또한 눈은 뇌와 직접적으로 연결되는 시각 채널을 형성하고 있다. 시력이 저하되면 뇌의 능력도 급속도로 떨어지게 되어 청소년이라면 학업 성적의 부진, 직장인이라면 업무 효율 감소, 중장년층이라면 기억력과 집중력에 문제가 발생된다. 시력 문제는 단순히 "잘 보이고 안 보이고"를 넘어서 본인의 능력과 삶의 질에 영향을 미치고 있다. 그래서 눈의 건강, 시력보건은 그 무엇보다도 중시되어야 한다.

쏟아지는 정보의 홍수 속에서…

우리는 주변에서 시력에 관한 잘못된 정보와 상식을 접하는 경우가 빈번하다. 특히 최근에는 과학적으로 검증되지 않은 온라인상(유튜브, 블로그 등)의 오정보가 너무나도 많은데 기적의 시력치료, 기적의 시력회복법, 기적의 시력치유법 등 기적의 시리즈들과 눈에 관한 과장된 콘텐츠가 쏟아져 나오고 있다. 이러한 현상은 그만큼 시력에 대한 궁금증, 시력회복, 치료에 대한 대중들의 희망이 반영된 것이다. 즉, 눈에 대한 대중들의 관심과 기대감이 크다는 것을 의미한다. 하지만 필자는 이 책을 통해 "시력회복에 관해 기적은 없다"라는 전제를 던지고 이야기를 시작하고자 한다. 정말 기적의 치료법이 존재했다면 "근시 펜데믹(Pandemic)이 점차 사라지지 않았을까, 굴절교정수술, 안경 등이 자취를 감추지 않았을까"하는 생각이 든다. 지금도 급속도로 증가하고 있는 근시 문제는 현재 진행형이고 전 지구적인 문제이다. 나는 교육자로서 온라인상에 난무하는 시력과 안경에 대한 잘못된 정보와 오해의 소지가 있는 내용을 바로잡기 위해 글을 써 내려간다.

국제학술지의 실험, 연구결과를 기반으로 한 신뢰도 높은 정보제공!

필자는 한국 최초의 안과 기초 연구소인 가톨릭의과대학교 시과학연구소에서 박사과정을 밟았고 Journal of Ophthalmology(SCI급 저널)에 안질환 환자의 시력의 질 및 광학적 평가 결과를 발표하여 박사학위를 취득하였다. 임상 안과학을 연구하여 수많은 연구논문을 발표하였고 안광학(Optometry)을 전공하여 광학을 기반으로 한 과학적 분석 능력을 키워왔다. 일반인들이 평상시 궁금했던 시력과 안경에 대한 이야기, 속설 등 대표적인 질문에 대해서 과학적 자료에 근거한 답을 하였다. 눈을 연구하는 학회에서 인정하는 학술연구 논문, 실험결과, 학술발표 등을 조사하고 참고한 내용을 담아내어 과학적 신뢰도를 높이는데 주력하였다.

우리 가족의 눈 건강 지침서!

우리 아이의 소중한 눈 건강을 위해 신생아 시기의 아기 눈에는 세상이 어떻게 보이는지를 표현해냈다.

〈아기 눈으로 바라보는 세상〉 본문 內 p.36 참고

아이의 성장과정에서 정상적인 시력 발달 단계와 기대시력을 나타내었다.

본문 內 p.34 참고

인간이 태어나서 100세까지 발달되는 시력 성장과정 및 시기 별로 주의해야 할 안과질환 등을 한눈에 알아보기 쉽게 나타냈다.

〈생애 시력 연대기〉 본문 內 p.35 참고

유난히 집중력이 산만한 우리 아이 눈에 대한 이야기.

본문 內 p.48 참고

굴절교정수술을 할 때는 무엇을 고려해야 하는지?

본문 內 p.67 참고

우리 부모님이 백내장 수술을 할 때 어떤 인공수정체를 선택해야 하는지?

본문 內 p.63 참고

어지러운 누진다초점렌즈의 적응을 돕는 유용한 이야기.

본문 內 p.185 참고

반드시 알아야 할 노인성 안질환에 대한 이야기.

본문 內 p.166 참고

이런 사람 꼭 읽자!

이 책은 우리 가족 모두의 필독서이다. 올바른 눈 정보 제공은 물론 눈 건강 관리의 지침서가 되어줄 것이다. 눈을 공부하는 학생들에게는 안과학, 안광학의 기본서 역할을 해낼 것이고 병원의 Staff 및 검안사, 안경사들의 업무능력 향상에 도움을 줄 것이다. 안경원에서는 안경 적응, 누진렌즈 적응 클레임 등의 복잡한 문제를 해결하는 데 길잡이가 될 것이고 안과에서는 굴절교정 수술 설명 및 시력 상담에 유용하게 활용될 것으로 기대된다.

감사의 글

이 책을 집필하면서 여러 분야의 많은 분들에게 도움을 받게 되었는데 먼저 출간을 위해 애써주신 대학서림의 윤진영 대표님, 조기현 이사님, 편집팀 관계자분들께 감사의 인사를 전합니다.

안과학 내용 자문을 해주신 CK성모안과의 주천기 원장님, 여의도 성모병원의 황호식 교수님, 청주 민안과의 길태영 원장님, 학문적 스승님이자 선배님이신 김효진 학부장님, 안영주 교수님.

회사의 귀한 자료를 기꺼이 제공해 주신 에실로코리아 소효순 대표님, 고수임 대리님, 알파캠 성정현 대표님, 옵티카 후쿠이 박준우 한국지부장님, 한국시기능 훈련센터 이양훈 센터장님.

자료수집에 도움을 주신 이현정 원장님, 이윤종 선생님, 김민주 선생님, 성상현&유소연 부부, 이요셉 대학원생, 윤예지 학생, 설문조사에 성실히 응해준 학생들 및 일반인 분들.

안광학 내용에 도움을 주신 주병혁 대표님, 다비치안경 관계자 분들, 해맑은 안경원 이성현 대표님, 시스루 안경 양현민 대표님, 정희재 검안사님 모두 감사합니다.

늘 배려해주시고 정신적으로 큰 힘이 되어주신 조재준 처장님, 유용우 교수님, 정수환 교수님, 박종선 교수님 그리고 디자인 작업에 도움을 주신 정재필 교수님 외 동료 교수님, 학과 교수님들께도 진심으로 감사합니다.

언제나 든든한 버팀목이 되어 뒷바라지해 준 대원이 형, 우리 부모님 사랑합니다.

이 모든 분들이 있었기에 잘 마무리를 할 수 있었습니다.

무엇보다도 제게 세상에서 가장 소중한 기회를 주신 하나님께 감사드리고 영광을 돌립니다.

2021년 8월

박창원 드림

목차

우 리 들 이
궁 금 했 던
시 력 &
안 경 이 야 기

1

시력이야기

1) 눈 연구의 역사 - 인간의 눈을 과학적으로 접근

안과분야 최초의 노벨상 수상자인 알바르 굴스트란드
광학적으로 눈을 분석하여 현재의 굴절이론 정립

현대 의과학 분야에서 눈 연구의 역사는 1862년 스웨덴에서 출생한 과학자이자 대학교수였던 알바르 굴스트란드(Allvar Gullstrand, 1862~1930년)에 의해 시작되었다고 해도 과언이 아니다. 그는 눈의 조절 기능 및 통광학(通光學) 분야의 최고 권위자로, 눈의 시각적 영상에 대한 광학 이론을 개척하고 시각 영상 형성 법칙을 정립하였다. 또한 인체 기관인 눈을 광학적 데이터로 단순화시킨 광학적 모형안(Schematic Eye)을 발표하는 등 선구적인 업적을 이룬 안과학자로 알려져 있다.

그는 1862년, 스웨덴에 란스크로나에서 출생하였고 웁살라대학교와 스톡홀름대학교에서 공부하고 1894년에 웁살라대학교 안과학 교수로 임명되었다. 약 20년간 안과학 교수로 활동하다가 이후에는 물리광학, 생리광학 분야를 가르쳤다. **일생을 눈 연구에 매진한 그는 1911년 안과 분야에서 최초로 "눈의 굴절광학에 관한 연구"로 노벨 생리의학상을 수상하였다**(눈의 굴절광학에 관한 연구는 렌즈 굴절력에 영향을 주는 곡률의 변화를 규명하는 연구이다).

외부의 물체를 주시할 때 망막에 맺혀지지 않는 상을 선명하게 보기 위해서 초점을 움직이는 과정을 조절(Accommodation)이라고 하는데(이 이론은 1855년에 독일의 물리학자인 헤르만 폰 헬름홀츠의 학설(Helmholtz' theory)로 소개되었다) 굴스트란트는 이 이론을 더욱 발전시켜 멀리 있는 물체를 보거나 가까이에 있는 물체에 초점을 맞추는 조절기전에 있어서 수정체의 내부구조가 영향을 준다는 점을 밝혀냈다. 조절이 발생되는 과정의 2/3 정도가 수정체 표면 굴절률의 변화에 영향을 준다는 이론은 굴절광학을 이해하고 수정체의 조절을 연구하는데 근간이 되었다. 그 외에도 각막의 구조와 기능, 난시 연구, 단색수차의 일반이론, 광학검안 장치의 발명 등의 연구 업적은 현대 안과의학 및 안광학 분야에 기초가 되었다.

2) 눈의 구조와 기능(눈 굴절력=각막+수정체+기타)

인간의 눈(안구, Eyeball)은 라틴어로 풀이하면 oculus, 그리스어로 ophthalmos 라고 하는데 머리 안에 안와(Orbit) 속에 위치하고 있다. 안구(Eyeball)는 가장 바깥면에 단단하고 질긴 섬유성 막인 각막과 공막으로 이루어져 있고(외막), 혈관과 색소가 풍부한 혈관막(중막), 그리고 가장 안쪽 면에 신경막인 망막(내막)으로 3중막의 형태로 되어 있다. 안구 내부공간은 투명한 액체인 방수(물 99%), 수정체(물 65%), 유리체(물 99%)로 채워져 있는데 안구의 모양을 유지해주는 기능을 하며 외부의 광선이 망막까지 도달할 수 있도록 굴절 매개체 역할을 한다.

이 책에서 굴절력(Diopter, D, 디옵터)이라는 용어를 자주 사용하게 되는데 굴절력은 Optical power=Dioptric power=Refractive power로 렌즈가 빛을 모으거나 분산시키는 힘을 말한다. 눈의 굴절력(D)이 정상 기준보다 높거나, 낮다는 것은 망막에 정확하게 초점을 맺지 못함을 의미한다. 이를 굴절이상이라고 하고 우리가 흔히 알고 있는 근시, 원시, 난시 등이 여기에 해당한다. 한편, 굴절력(D)은 도수를 나타낼 때 사용되는 단위로 초점거리의 역수로 표현한다.

근시안의 눈은 총 굴절력이 정상치 보다 너무 높아서 외계의 빛이 눈의 내부로 들어와서 망막 앞에 맺힌다. 원시안의 경우는 눈의 굴절력이 너무 낮아서 빛이 망막 뒤에 맺게 된다. 한편 **난시안은 근시, 원시와는 달리 한 점으로 초점이 맺지 못하고 두 점 이상의 초점을 갖는 눈**으로 안구의 경선 방향에 따라서 도수가 각각 다른 눈으로 이해하면 쉽다.

굴스트란드가 발표한 정식모형안을 보면 눈 전체 굴절력을 약 59디옵터(D)로 계산하였고 총 굴절력에서 각막이 약 70%를 차지하고 나머지 30%는 수정체가 가지고 있는 굴절력이라고 하였다. **고로 안구 굴절력의 대부분은 각막과 수정체에 의한 것이라고 설명하였다.**

필자는 독자분들의 안광학적인 이해를 돕기 위해서 굴스트란드가 발표한 **광학적 모형안(정상 눈의 표준 굴절력: 약 59 D)을 정상안으로 하여(안축장의 길이, 안구 내 초점거리,**

렌즈 위치, 굴절률, 기타 변수가 정상치라는 가정하에) 이야기를 풀어나가고자 한다.

눈의 해부학

아래 그림에서 눈의 단면도를 참고하면 눈의 해부학적 구조를 쉽게 알 수 있다.

외부에서 들어오는 빛 신호가 각막→동공→수정체→유리체→망막(중심오목)→시신경으로 전달된다.

인간이 사물을 선명하게 보기 위해서는 각막, 수정체에 의해 굴절된 빛이 유리체를 통과하여 안구 안쪽 면인 망막에 초점이 닿아야 한다(망막에서도 추체세포가 가장 많이 분포되어 있는 중심오목에 초점이 모여야 한다). 망막은 광양자를 흡수하는 간체세포(Rod cell)와 추체세포(Cone cell) 등의 광수용세포를 가지고 있는데 수용기(Receptor)에서 광(光)자극(물체의 상)은 전기신호로 전환된다. 이 전기신호는 시신경을 통해 최

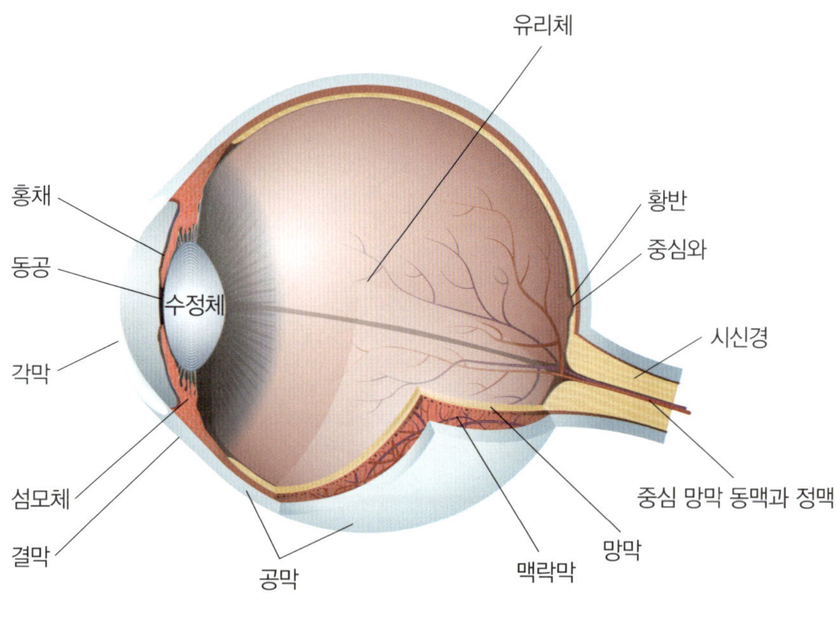

〈안구의 구조－단면도〉

종적으로 대뇌에 전달된다. 이러한 신호전달 체계에서 어느 한 곳에 해부학, 생리학적인 문제가 발생하여 신호전달이 원활히 이뤄지지 않으면 정상적인 시력이 나오지 않게 된다. **굴절매개체, 안구 내 구조물의 문제가 발생하거나 혹은 질환으로 인해 신호전달 체계에 이상이 생긴 경우를 안질환이라고 하고, 단순히 굴절매개체의 굴절력이 정상보다 높고, 낮음의 문제를 굴절이상(근시, 원시, 난시)이라고 한다.**

아래 그림은 눈의 후방부인 망막에서 맺혀진 상의 신호가 시신경(Optic nerve)을 통해 대뇌로 이동되는 경로를 보여준다. 대뇌에서도 시각과 관련된 부분을 시각 피질부(Visual cortex)라고 부르고 브로드만의 분류법으로 제 17, 18, 19번 시각영역이라고 한다.

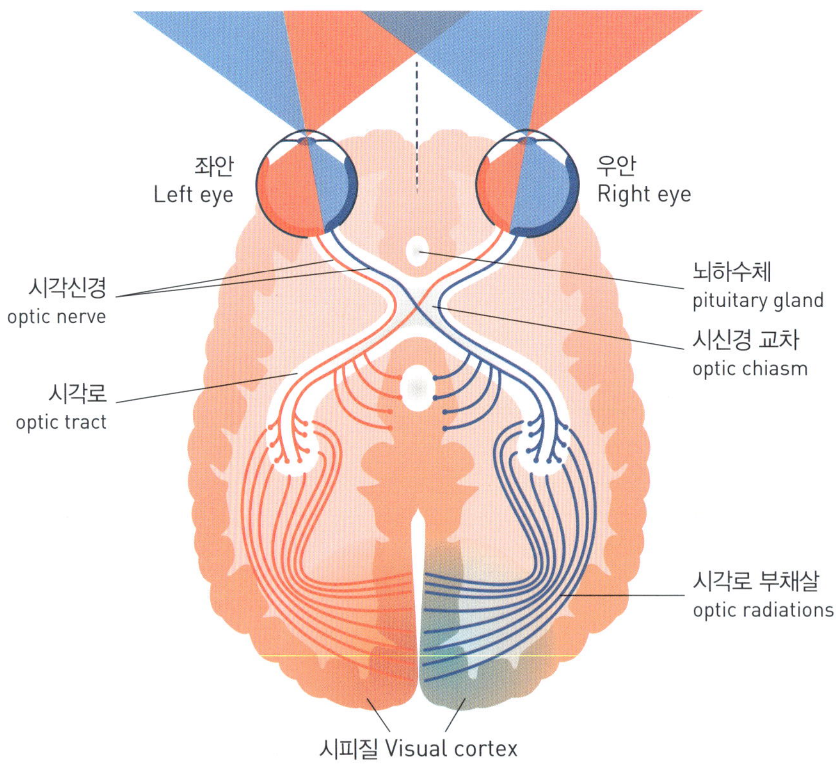

〈대뇌와 시각기능의 연결〉

인간의 안광학적 시스템 정리

순서대로 나열해서 설명하자면, 다음과 같은 과정을 거치게 된다.

1. 외부에서 들어온 빛은 망막에 초점 상으로 결상된다.
2. 망막의 시세포(추체, 간체세포)를 자극
3. 시세포에 전달된 자극은 망막 내의 신경계에 의해 정보처리 후 시신경에 전달
4. 대뇌 후두엽피질(브로드만 17, 18, 19번 시각영역)에 도달되어 시각이 형성

3) 굴절이상(근시, 원시, 난시)이란?

현대사회에서 정시안 비율이 20%, 비정시안(근시, 원시, 난시)의 비율은 80%에 육박한다.

우리는 외부의 광선이 안구 내의 망막에 정확하게 일치하지 못하였을 때를 굴절이상(비정시안)이라고 배웠다.

정시안(정상 눈)-안경 없이 잘 볼 수 있는 눈

정시안은 안경 없이 사물을 선명하게 볼 수 있다. 1.0 시력이 잘 나온다.

눈의 총 굴절력이 약 59 D가 나오는 눈이다. 안경도수의 장입이 필요 없다.

정시안은 상 초점이 정확하게 망막에 위치하고 있다.

→ 망막에 sharp한 상(Image)이 집약적으로 맺히기 때문에 선명한 상을 볼 수 있다.

→ 상이 정확하게 망막에 위치하기 때문에 교정용구가 필요 없고 시력이 좋다.

→ 안경을 쓰지 않아 정시안이라고 말한다.

→ 맨눈으로 시생활을 원활하게 할 수 있는 눈이다.

정시안
Emmetropia

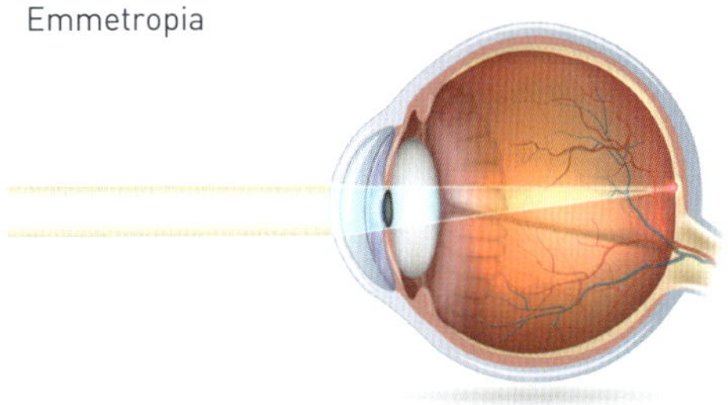

근시안
Myopia

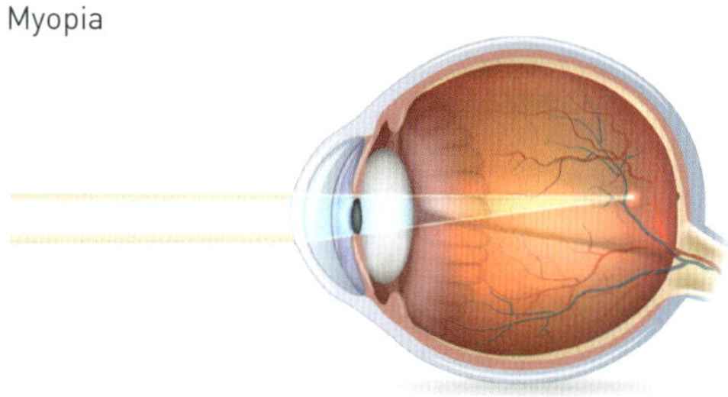

원시안
Hyperopia

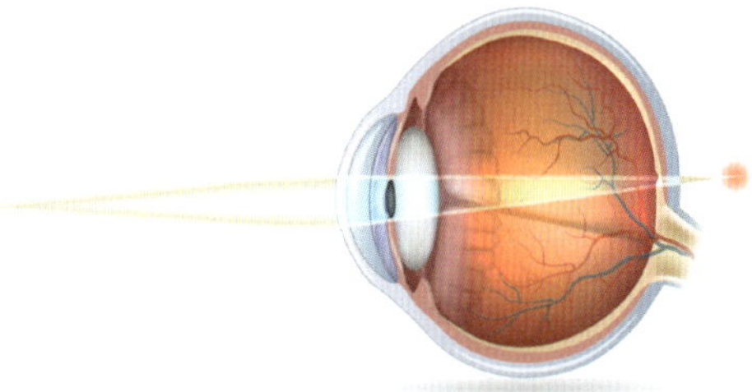

난시안
Astigmatism

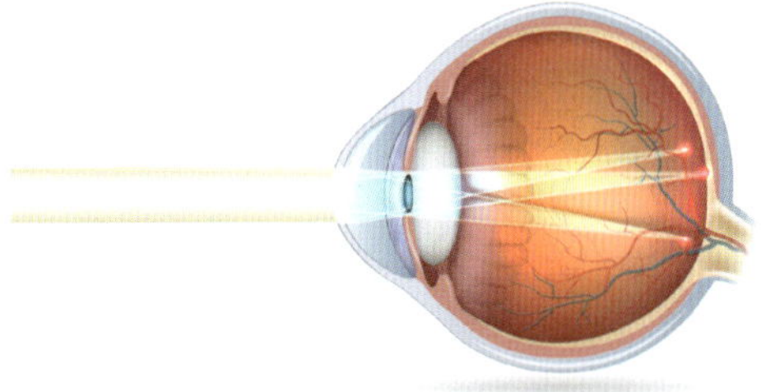

*정시안 그림과 같이 외부에서 들어온 광선이 안구의 뒤편 망막에 도달해야 선명한 상을 볼 수 있고 정상적인 시력(1.0 이상)이 나오게 된다.

근시-안경쓰는 사람의 대다수가 근시에 해당 전세계적으로 급증하고 있는 눈

근시안은 멀리 있는 사물이 잘 안보인다. 가까이는 잘 보인다.

전체적인 눈의 디옵터가 높은 눈(59 D 초과)이다. 오목렌즈(Concave lens, 빛을 발산시키는 효과를 줌) 즉, (−)도수 장입이 필요한 눈이다.

근시안은 상 초점이 망막 앞에 위치하고 있다.

→ 망막 앞에 sharp한 상(Image)이 맺히고 망막에는 흐릿한 상이 맺힘.

→ 시력 저하가 우려되고, 상을 뒤로 이동시켜 줄 수 있는 안경렌즈가 필요하다.

→ 안경이 필요한 눈이고 안경 없이는 원거리에 있는 물체를 보는 데 있어서 어려움이 있다.

→ 일반적으로 시력 저하의 원인으로 가장 많은 케이스이다.

굴스트란드의 광학이론을 참고하여 설명하면, **근시안은 눈의 총 굴절력이 약 59 D를 초과하므로 정시안보다 굴절력이 높은 눈이다. 그래서 굴절력을 감소시킬 수 있는 오목렌즈(빛을 발산시키는 효과를 줌)가 필요하고 근시안의 총 디옵터와 안경렌즈의 디옵터(도수)를 합쳐서 총합을 약 59 D로 만들어야 한다.**

ex 64 D의 근시안+안경의 도수(−5 D)=59 D(정시안으로 회복)

→ 근시 도수가 높아질수록 안경렌즈의 두께가 증가하여 미용상의 보기가 좋지 않고 오목렌즈 상 배율 효과로 인해 눈이 작아보인다(상대방이 나를 봤을 때).

원시안-시력 저하 증상 X, 본인이 원시인 줄 모르는 경우 多

대다수의 원시안은 시력 저하를 동반하지 않는다. 그래서 굴절검사를 시행하기 전에는 원시를 찾아내기가 힘들다.

절대원시(원시량의 정도가 큰 경우)인 경우는 가까이에 있는 사물이 흐려 보이고 심한 경우에는 멀리 있는 사물도 잘 안 보이는 증상이 있는데 중등도 이상의 원시가 아니라면 대개는 본인이 원시라는 사실을 모르고 산다.

눈의 총 굴절력이 정시안보다 낮은 눈(59 D 미만)이다. 볼록렌즈(Converging lenses, 빛을 수렴시키는 효과를 줌) 즉, **(+)도수 장입이 필요한 눈이다.**

원시안의 상 초점은 망막 뒤에 위치하고 있다.

→ 망막 뒤에 sharp한 상(Image)이 맺히고 망막에는 흐릿한 상이 맺힘.

→ 초점을 앞으로 이동시켜 줄 수 있는 (+)도수의 안경렌즈가 필요하다.

→ 원시안 환자는 눈 내부 근육의 힘(조절력)에 따라서 시력장애가 없을 수도 있다.

→ 비교적 낮은 원시량으로 약시가 되기도 한다(1.50 D 이상의 원시안은 교정하지 않으면 약시 유발 가능) *약시에 대해서는 본문 p.32을 참고해보라.

→ 시력 저하를 자각하기 어려운 눈으로 정시안으로 오인하기 쉬운 눈이다.

굴스트란드의 광학이론을 참고하여 설명하면, **원시안은 눈의 총 굴절력이 59디옵터보**

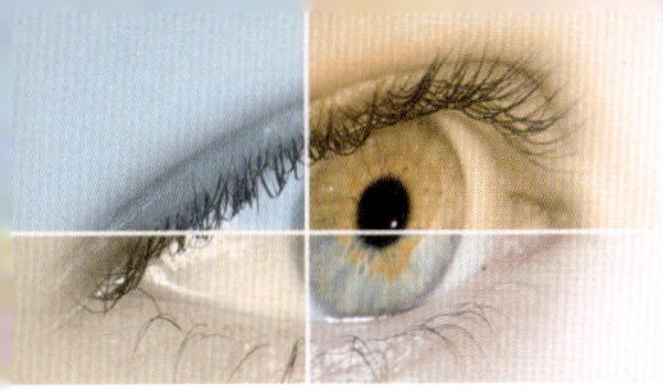

다 작은 눈으로 정시안보다 굴절력이 낮은 눈이다. 그래서 굴절력을 증가시킬 수 있는 볼록렌즈(Converging lenses, 빛을 수렴시키는 렌즈)가 필요하고 원시안의 총 디옵터와 안경렌즈의 도수를 합쳐서 정상인의 도수인 약 59디옵터로 만들어야 한다.

ex 57 D의 원시안 + 안경의 도수(+2 D) = 59 D(정시안으로 회복)

**** 원시안은 시력장애가 없는 경우가 많다. 검사하기 전까지는 본인이 원시인지 자각하지 못하고 넘어가는 경우가 많다. 원시가 장시간 방치되면 눈의 피로감, 약시가 유발되기 때문에 적절한 검사로 안경 처방을 해야 한다.**

우리 눈은 자가적(Self)으로 눈의 디옵터(도수)를 높이는 것이 가능한데(눈 내부 근육이 수축하여 발생하는 것 = 조절) 섬모체 근육이 힘을 주어서(수축해서) 수정체를 볼록하게 만든다. 이러한 조절작용에 의해 원시안은 시력이 정상에 가까운 편이다. **원시안은 시력 교정도구 없이 시력이 좋은 편이지만 늘 상 부족한 디옵터를 높이기 위해 "조절"을 하며 시생활을 하기 때문에 쉽게 피로를 느끼고 눈의 지구력이 떨어지는 눈이다.**

한편, 우리 눈은 자가적으로 눈의 디옵터를 낮추는 능력이 없기에(정적굴절력 이하로) 근시안의 경우는 라식, 라섹 등의 굴절교정 수술(눈의 굴절력을 낮추는 수술)과 안경, 콘택트렌즈의 교정 없이는 선명한 상을 볼 수 없다.

난시안 - 상이 퍼져보이고 집중력 저하 발생

난시는 모든 방향의 굴절력이 균일하지 않아서 발생하는 것으로 근시, 원시와는 달리 평행광선이 하나의 초점으로 결상되지 않고 두 개 or 그 이상의 초점으로 맺힌다.

→ 광선이 안구 내로 들어와서 하나의 선(초선, Focal line)과 또 하나의 선(초선)으로 나뉘어 상이 맺힌다.

→ 시력 저하가 우려되고, 각각의 초선을 이동시켜 줄 수 있는 토릭 안경렌즈(난시교정렌즈)가 필요하다.

→ 시력 저하가 심하면 안경을 쓰기도 하고 증상이 경미한 경우에는 안 쓰기도 하나 **비교적 낮은 난시량으로도 피로감과 집중력 저하문제를 일으킨다. 원거리 or 근거**

리 등 거리와는 관계없이 사물이 흐리고 번져보인다.

→ 난시안은 선명하게 초점을 맺기 위해 눈 내부의 근육 떨림을 지속적으로 발생시키는데 이로 인해 내안근의 피로가 유발된다.

→ 근시에 비해 상대적으로 낮은 도수량으로도 약시가 되기도 한다(1.50 D 이상에서 교정하지 않으면 약시 유발 가능).

난시안은 눈의 각 경선 방향마다 굴절력이 다르다. 그래서 각 방향마다 다른 굴절력을 지닌 토릭렌즈로 교정해야 한다.

아래는 난시안의 예와 교정원리에 대한 내용이다.

ex 눈의 수직의 디옵터가 63 D: 수직으로 입사된 빛은 눈 내부로 들어가서 수평으로 결상된다.

눈의 수평의 디옵터가 62 D: 수평으로 입사된 빛은 눈 내부로 들어가서 수직으로 결상된다.

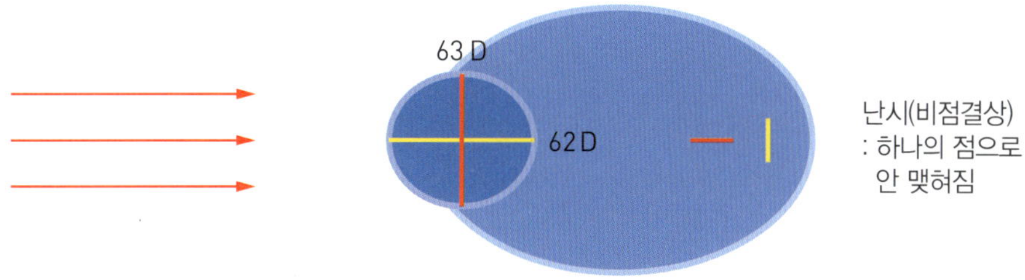

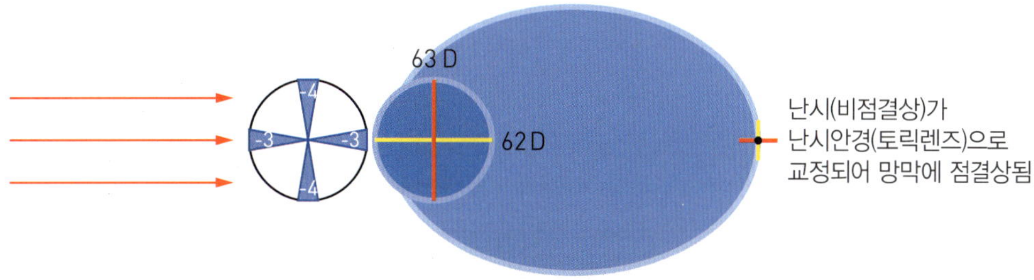

*수직 방향에는 –4 D로, 수평 방향에는 –3 D의 교정렌즈로 교정하여 안구전체의 굴절력을 59 D(정시)로 만든다.

*난시안은 원시안과 마찬가지로 과도한 조절이 발생될 수 있는 눈으로 안정피로의 발생이 우려되는 눈이다. 가능하면 적절한 검사로 안경 처방을 해야 피로를 경감시킬 수 있다.

4) 노안(老眼, Presbyopia) - 우리 부모님의 시력 문제!

최근에 "나이가 든 눈" 즉, 노안이 급증하고 있다. 가까운 것이 잘 안보이고 불편감이 있는 눈이다. 노안을 교과서적으로 정의하면, 40대 초중반 연령에서 섬모체 근육의 기능 저하로 인해 근거리의 조절능력이 떨어진 눈이라고 한다. 누구나 세월의 흐름에 따라 맞이하게 되는 자연스러운 노화 과정이기 때문에 안질환과는 근본적으로 차이가 있다.

사실 우리 몸에서 가장 먼저 노화를 느낄 수 있는 부분이 눈이다. 왜 그러한지 잠시 살펴보자. 인간은 오감에서 오는 정보의 80% 이상을 시각영역에서 처리한다. 또한 수면시간을 제외한 매일 약 16시간 이상 쉴새 없이 눈을 움직이고 안구 운동을 한다. 대략 하루에 평균적으로 약 2만 번 눈을 깜빡이고, 눈 근육은 10만 번 이상을 움직인다고 한다. 우리 눈은 정말 많은 일을 하고 있다.

젊은 노안(디지털 노안족) 급증!

노안을 겪는 이에 대한 이미지를 떠올려보라고 하면, 스마트폰이나 책을 볼 때 멀

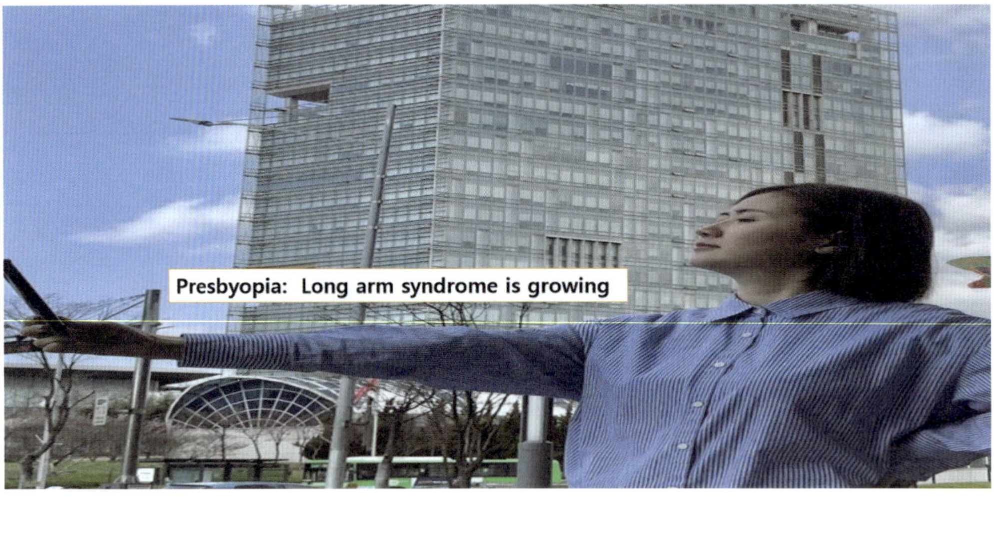

찌감치 떨어뜨려 보려고 애쓰는 모습을 떠올릴 것이다.

앞장의 사진을 보면 현대사회의 젊은 노안이미지를 이해하기가 쉬울 것이다.

외모는 아직 老는 아니지만 과거보다 이른 나이에 근거리에 있는 물체가 흐릿해 보임을 경험하는 자들이 많아지고 있다.

가혹한 근거리 시생활로 인해 외모는 아직 젊지만 눈은 늙어버린 것이다.

노안은 눈 내부의 근육(섬모체근)이 쇠약해져서 수축하는 힘(조절)이 떨어진 상태이다. 근거리의 물체를 볼 때는 눈의 디옵터(도수)를 증가시켜야 하는데 노안이 오면 조절력이 약해져서 눈의 디옵터를 높이는 일이 버거워진다. 그래서 습관적으로 작업 거리를 좀 더 멀리 떨어뜨리고자 노력을 한다. 사진 속 여성처럼 팔을 조금이라도 더 뻗고자 안간힘을 쓰게 된다. 그래야 섬모체근이 일을 덜 해도 물체가 선명히 잘 보이는 상태가 되어 그나마 근거리 작업이 편안해진다. 그러나 노안이 더욱 진행되면 물체를 멀리 떨어뜨려 사물을 주시해도 선명하게 보이지 않게 된다.

노안은 왜 발생하나요?

→눈 내부 근육(섬모체근)의 힘이 떨어져서 발생한다.

근거리의 물체를 주시하면 물체의 상은 망막 뒤로 넘어가게 되는데 초점이 망막 뒤에 오기 때문에 순간적으로 흐릿한 상을 느끼게 된다. 이때 대뇌는 곧장 섬모체 근육에 "눈의 디옵터를 증가시켜라=힘을 줘서 선명하게 보라!"라고 명령하여 망막 뒤로 넘어간 초점을 순식간에 망막에 이동시켜 준다(약 0.3초 만에 발생).

섬모체 근육이 힘을 주어서(수정체가 볼록해짐) 내 눈의 도수를 높이는 과정 및 이러한 작동을 "조절(Accommodation)"이라고 한다.

젊었을 때는 섬모체 근육의 탄력성이 좋아서 조절작용을 원활하게 잘한다.

가까운 거리의 물체를 볼 때 어김없이 발생되는 안구의 정상적인 작동이다.

그런데 인간은 나이가 들면서 점차 조절력이 감소하게 되는데 섬모체 근육이 힘을 내지 못하면 수정체가 볼록해지지 못하여 내 눈의 도수를 증가시킬 수 없는 상태가

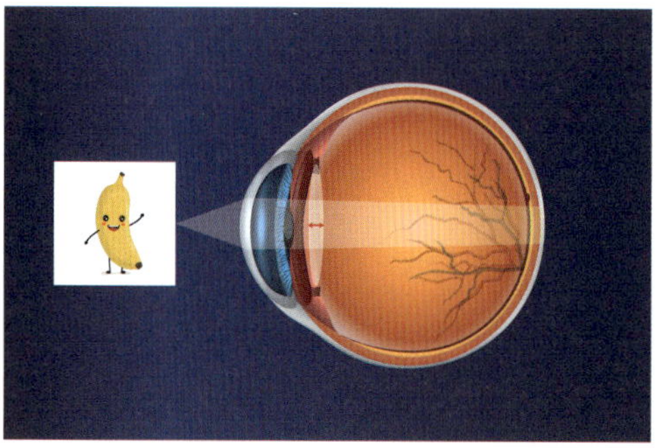

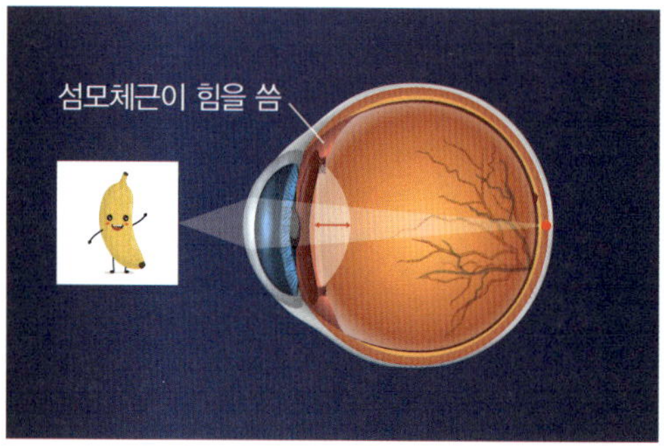

근거리의 상을 보면 초점이 망막 뒤로 넘어간다.

→

망막에 흐린상이 인지되면 자동적으로 섬모체 근육이 수축하여 수정체를 볼록하게 함(눈의 도수를 높힌다).

된다. 가까운 곳을 선명하게 주시하기 위해서는 내 눈의 도수를 증가시켜야 한다. 그런데 내 눈의 도수를 스스로 증가시킬 수 없는 노안 상태가 되면 돋보기를 착용해서 내 눈에 (+)도수를 더하든지 or 아래 그림과 같이 물체와 내 눈과의 거리를 멀리 떨어뜨려야 선명하게 볼 수 있다. 멀리 있는 물체를 볼 때는 내 눈의 도수가 조금 낮아도(조절을 적게 해도) 선명히 볼 수 있다.

인간의 눈이 가까운 곳의 물체를 보려면 눈의 총 굴절력을 높여야 한다. 본문 p.19에서 언급했듯이 정상 눈의 굴절력은 대략 59 D를 가지고 있다. 멀리 있는 사물을 볼 때(5 m 이상) 59 D의 눈이면 선명하게 볼 수 있다. 하지만, 정시안(59 D)도 가까운 곳을 볼 때에는 59 D보다 높은 굴절력이 필요하다.

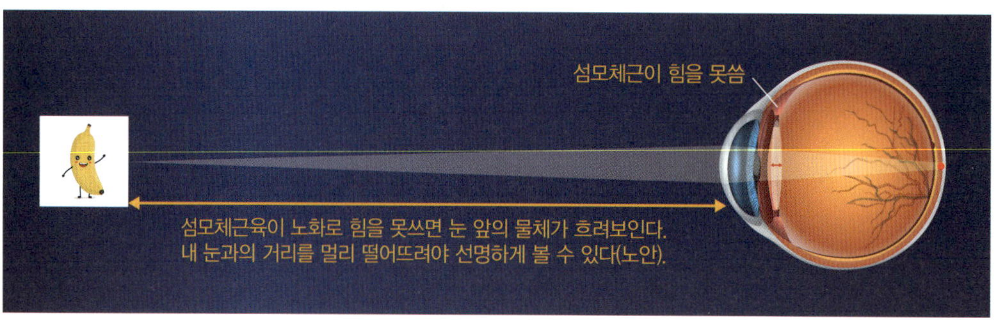

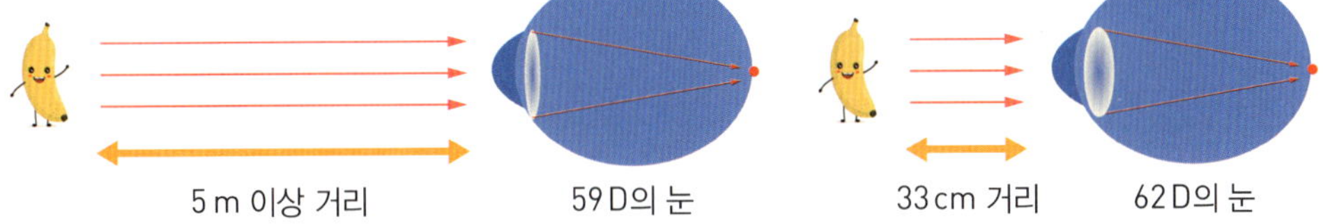

*5 m 이상의 물체를 볼 때는 59 D이면 됨. 33 cm 물체를 볼 때는 62 D가 되어야 함

근거리의 사물을 선명히 보려면 눈의 전체 굴절력을 높여줘야 하는데 눈의 가장 앞에 위치한 각막(비(非)조절성 렌즈)은 형태를 변화시킬 수 있는 능력이 거의 없다. 그래서 어쩔 수 없이 수정체의 굴절력을 변화시켜야 하는데 수정체 또한 자체적으로 형태를 바꿀 수 있는 능력이 없기에 수정체를 365도 전(全)방향에서 붙들고 있는 섬모체 근육(내안근)의 수축작용을 통해서 수정체의 굴절력을 높이게 된다(수정체를 볼록한 형태로).

그런데 노화가 진행되면 섬모체 근육의 수축, 이완 능력이 저하되고 수정체 내부의 단백질이 단단해진다(수정체가 단단해지면 모양을 변화시키기 어려워져 굴절력이 쉽게 높아지지 않는다).

나이가 듦에 따라 몸 전반적으로 근육의 탄력성이 떨어지듯이 눈의 근육들도 수축과 이완 능력이 감소하게 되어 수정체의 모양을 변화시키기 어려워지는 것이다.

눈 운동으로 노안이 회복되나요?

눈 운동으로 노안을 극복할 수 있는지에 대해서 많은 사람들이 관심을 기울이고 있다. 결론부터 얘기하자면, "쉽지 않다". 꾸준한 운동과 눈 관리로 섬모체 근육의 탄력성과 힘을 유지시키거나 기능 저하를 조금 늦출 수는 있으나(노안의 시기나 진행을 조금 늦출 수는 있지만) 젊었을 때 눈 상태로 회복한다는 것은 불가능에 가깝다.

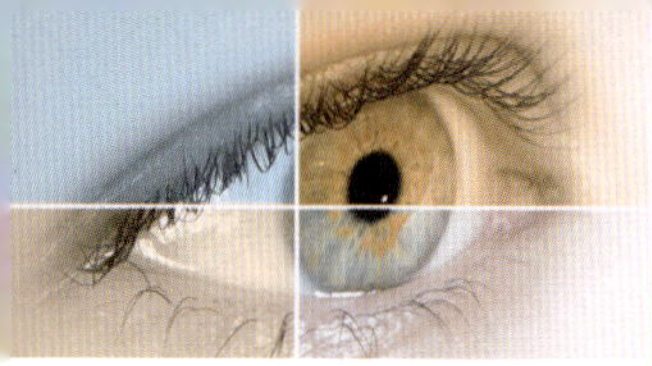

안구 근육에 대한 학계의 보고 10대부터 내안근의 조절력이 약해지기 시작한다!

돈더스(Donder's)라는 학자의 연구보고에 의하면 **인간이 가지고 있는 조절력(가까이에 물체를 볼 수 있는 근육의 힘)은 10세 때는 최정점에 도달한다고 한다.** 이때 약 14 D의 조절력을 가지게 되고 점차 조절력이 감소되는데 15세 때는 약 12 D, 20세 때는 약 10 D, 30대는 약 7 D의 조절력을 갖게 된다고 한다. 그리고 40대에 접어들면 약 4.5 D, 60대가 되면, 약 1 D만의 조절력을 갖게 된다고 한다. 조절 능력은 10세 이후부터 차츰 감소되는 것으로 보아 눈의 노화가 신체 그 어느 부위보다 빠르게 발생한다고 판단할 수 있다.

듀안(Duan)의 연구보고 또한 비슷한 결과를 보인다. 10세 때 조절력은 최정점에 도달하여 약 13.40 D의 조절력을 가지게 되고 점차 조절력이 감소하게 되어 20세 때는 약 11.20 D, 30세 때는 약 8.70 D, 40세에는 약 5.80 D, 50세에는 2.10 D, 60세에는 1.20 D만의 조절력이 남게 된다고 한다. 안타깝게도 우리 눈의 조절력은 나이가 듦에 따라(눈 내부근육의 노후화) 감소하는데 자연스러운 현상이다. 참고로 조절력은 본인의 굴절이상도(근시, 원시, 난시)와 관계없이 일정하게 매년 차츰 감소하게 된다.

▼ 돈더스(Donders)의 연구결과

나이(Years)	조절력(D)	나이(Years)	조절력(D)
10	14.00	45	3.50
15	12.00	50	2.50
20	10.00	55	1.75
25	8.50	60	1.00
30	7.00	65	0.50
35	5.50	70	0.25
40	4.50	75	0.00

▼ 듀안(Duan)의 연구결과

나이(Years)	조절력(D)
10	13.40
20	11.20
30	8.70
40	5.80
50	2.10
60	1.20

노안 셀프 테스트 - 나의 눈 나이를 알고 싶다!

*나의 눈 근육의 힘(조절력)은 몇 살인지 대략적으로 알아볼 수 있다.

: 셀프 노안 테스트를 하여 내 눈의 나이를 알아보자.

→ 준비물: 근거리 시표, 30 cm 자

→ 측정방법: 조명을 충분히 밝은 상태로 만든다.

부록에 실린 근거리 시표에서 0.8 시력에 해당하는 숫자를 주시한 상태에서 시력표를 점차 눈 쪽으로 접근시킨다(0.8 시력에 해당하는 숫자가 잘 보이지 않는다면 본인이 볼 수 있는 가장 작은 숫자를 주시한다). **시력표가 흐리다고 느꼈을 때 멈추고 시표와 내 눈과의 거리를 자로 측정한다.** 시표를 선명하게 볼 수 있는 가장 가까운 거리를 근점거리라고 한다. 옆에서 누군가 측정해주면 손쉽게 수행할 수 있다.

*한 눈씩 번갈아 가면서 측정하면 된다.

*측정된 거리를 1/거리(m)로 환산하면 내 눈 근육의 힘(조절력)이 된다.

ex 시력표가 내 눈앞에 가까워지다가 흐려졌다고 느꼈을 때의 거리(=근점거리)가 30 cm라면→1/0.3 m, 눈 근육의 힘은 3.33 D가 된다.

*안경을 쓰는 자는 안경 전면부에서 시력표까지의 거리를 측정한다.

*정시안인 경우에는 눈의 전면부(각막)에서 시력표까지의 거리를 측정한다.

*집에서 30 cm 자, 근거리 시표(or 신문)를 준비하면 본인의 조절력을 쉽게 구할

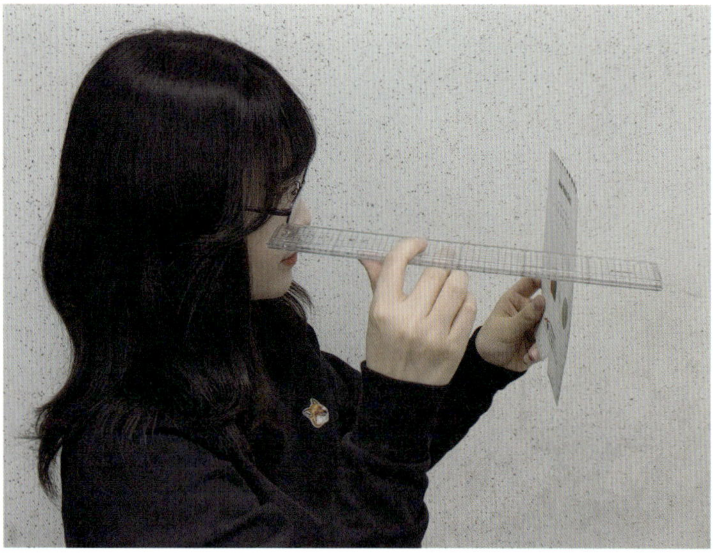

수 있다. 근용시표가 없다면 신문 본문의 글자를 주시하면서 서서히 눈과의 거리를 가깝게 하면서 글자가 흐리게 느껴지면 멈추고 거리를 측정한다.

눈 or 교정안경의 전면에서 신문까지의 거리를 재면 조절력을 알 수 있다.

ex 측정결과에서, 글자가 흐려졌다고 느낀 거리가 20 cm라고 하면→1/0.2 m

눈 근육의 힘은 약 5 D라고 판단할 수 있다.

아래는 호프스테터(Hofstetter)라는 학자가 제안한 공식으로 오늘날 임상에서 가장 흔하게 참고하는 기준표이다. 내 연령대에 최대로 낼 수 있는 조절력과 평균 조절력, 최소 조절력에 대해서 알아볼 수 있다.

●연령대에 요구되는 조절력(눈 근육의 힘)

최대 조절력(D) = 25 − 0.4 × 나이

평균 조절력(D) = 18.5 − 0.3 × 나이

최소 조절력(D) = 15 − 0.25 × 나이

*각자 나이를 대입하여 그 나이대에 얼만큼의 눈 근육의 힘이 나오는지 알아보도록 하자.

ex 35세인 경우에는 아래 공식으로 계산해보면 다음과 같은 수치가 나온다. 평균 조절력은 8 D라는 수치가 나오는데, 8 D의 힘을 거리로 환산해보면(1/D) 12.5 cm가 된다. 즉, 35세 나이에는 평균적으로 눈 앞 12.5 cm까지의 근거리 시표를 볼 수 있어야 한다는 이야기이다.

●35세 나이에서 예상되는 최대, 평균, 최소 조절력 수치

최대 조절력(D) = 25 − 0.4 × 35 = 11 D

평균 조절력(D) = 18.5 − 0.3 × 35 = 8 D

최소 조절력(D) = 15 − 0.25 × 35 = 6.25 D

우리는 노안 셀프 테스트로 본인의 조절력의 힘, 즉 선명히 볼 수 있는 거리를 알 수 있었다. 선명히 볼 수 있는 거리가 30 cm 이상으로 멀어졌다고 하면, 조절력 떨어진 상태로 노안이 온 상태라고 할 수 있다(일반적으로 사람들은 25~40 cm에서 근업을 한다). 이러한 사람이 근거리 작업을 조금만 집중하게 되면 눈 근육이 쉽게 지쳐서 피곤하고 근점거리(= 내 눈이 가깝게 볼 수 있는 눈 앞의 최대거리)가 멀어지게 된다. 시간이 지날수록 점점 더 거리를 멀게 하여 사물을 보려고 할 것이다. 전형적인 노안의 독서 자세가 나타나게 되는 것이다. 그렇다면 어느 정도의 조절력이 남게 되었을 때 우리는 노안이라고 판단할 수 있을까?

참고

●연령대 별 기대 근점거리

(선명히 볼 수 있는 사물의 거리가 눈에 가까울수록 눈 근육의 힘이 좋음을 의미함)

10대 평균: 10 cm 이하

20대 평균: 10~15 cm

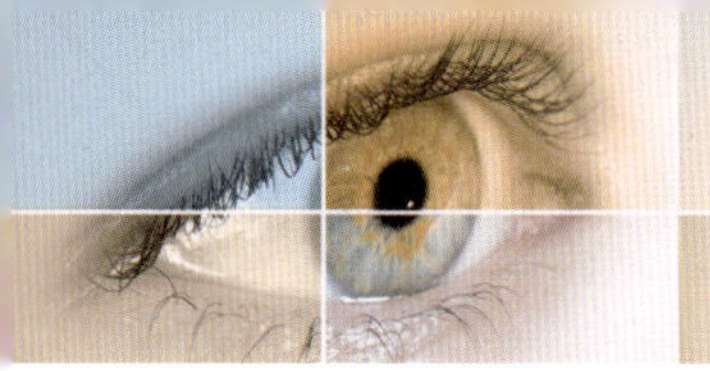

30대 평균: 15~20 cm

40대 평균: 20~35 cm

50대 평균: 35 cm

셀프로 측정한 조절력으로 노안에 대해서 생각해보자.

안광학 교과서 및 문헌의 내용을 종합해보면, **내가 발휘할 수 있는 조절력의 절반을 save한 후 선명히 볼 수 있는 거리가 40 cm 이내이면 조절력이 충분한 상태라고 판정을 한다.** 즉, 가까운 곳을 볼 때 근육 힘의 절반은 저장하고 나머지 절반의 힘으로 근거리를 잘 볼 수 있다면 노안이 아니라는 것이다. 예를 들면, 만약 내가 가지고 있는 조절력이 5 D라면, 절반으로 나누어서 2.5 D는 쉬게 놔두고 나머지 2.5 D의 힘을 발휘해서(1/0.4 m=2.5 D) 40 cm의 근거리를 편안한 상태로 볼 수 있다는 것이다. 그래서 **노안 셀프 테스트로 근점거리가 20 cm 정도로 측정되었다면(20 cm는 역수 취해서 계산하면 5 D이다) 아직 괜찮은 조절력이라고 봐도 좋다.**

집에서 체중계로 몸무게를 측정하듯이 루틴으로 한 달에 한 번 정도는 조절력을 측정하고 눈 관리에 신경을 쓰는 습관을 들여보자(눈 건강관리는 p.177에 자세히 소개하였다).

5) 약시(弱視, Amblyopia) - 아이를 키우는 엄마라면 반드시 기억!

약시는 아이의 평생 최대시력을 좌우한다.
7살 시력이 100살까지 간다.

아이 엄마라면 약시에 대한 용어를 한 번쯤 들어봤을 것 같다.

약시는 눈에 어떤 특별한 질환이 없고, 시각경로(Visual pathway: 망막의 중심오목에 결상된 상의 정보가 시신경을 통해서 중추신경계로 전달되는 경로를 말함)의 기질적인 질환이 없는데도 불구하고 표준시력이 나오지 않는 눈을 말한다.

개인 별로 차이는 있지만 보통 **만 7세 정도가 되면 성인 시력에 도달한다.** 일반적으로 교정시력(안경을 쓰고 잰 시력)이 0.7 이하인 경우를 약시로 진단되는데 전 인구의 2.0~2.5%에서 발생하는 것으로 알려져 있다. 그런데 약시 환자의 숫자는 실제로 굉장히 많다. 병원에서 정확하게 진단을 받지 않은 자(통계에 반영되지 않는)의 숫자가 매우 많기 때문이다.

참고자료

약시 아동 나이별 완치 단위: %

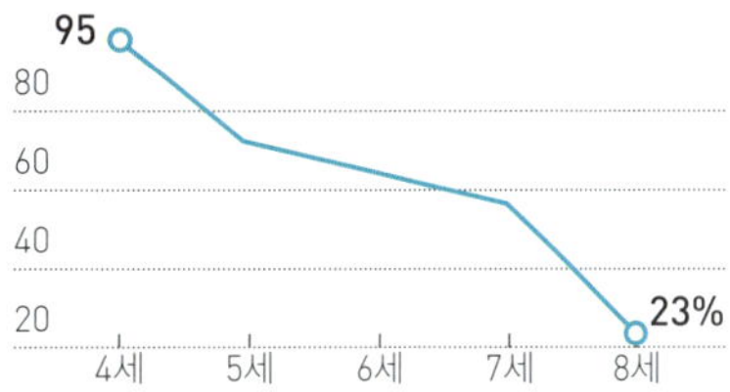

어린이의 나이별 정상시력

연령	정상시력
3~6개월	0.1
1세	0.2
2세	0.3
3세	0.4~0.6
4~5세	0.7~0.8
6세 이상	1.0

출처: 대한안과학회 홈페이지

약시는 조기에 발견해서 조기 치료하는 것이 중요하다. 약시가 발생하고 일정 시기가 지나면 회복이 매우 어렵다. 보통은 아이가 글씨를 읽고 쓸 나이쯤에 시력검사를 받는데 이때는 이미 시력 발달이 끝났을 확률이 매우 높다. 약시로 인해 일생 동안 저하된 시력으로 살아갈 수 있기 때문에 **만 3세가 되면 안과 검진을 적극적으로 받아야 한다. 약시를 조기에 발견해서 굴절이상 교정, 가림치료, 처벌치료 등 약시의 원인 인자를 제거하고 적절한 치료가 진행되어야 한다. 그대로 방치되면 시력 회복은 불가능하다.**

예를 들어, 어릴 적에 약시로 인해 현재 나의 최대시력이 0.6이라면 하늘이 두쪽 나도 평생 그 이상의 시력을 갖기 어렵다는 이야기다.

→ 2011년 대한안과학회에서 어린이 약시환자 222명의 치료시기와 완치율 관계를 분석하였는데 어린이 약시치료를 8세 이후에 시행하면 완치율이 크게 떨어진다는 보고를 하였다. 4세 경에는 완치율이 95%이었지만 8세 때는 23%로 크게 떨어지는 결과를 얻었다.

그래서 신생아 때부터 유소아기 및 성장기까지, 항상 눈 관리에 신경을 쓰고 관심

을 가져야 한다. 약시치료의 가장 기본은, 정확한 시력검사를 정기적으로 받아서 시력 저하가 발생하였는지 확인 후 최대한 빠른 조치를 하는 것이다. 조기에 발견하여 시력이 잘 나오는 눈에 "가림법"을 시행하여 시력이 떨어진 눈을 자꾸 사용하게 해야 한다. 만일 안대를 사용하지 못하는 경우에는 아트로핀(Atropine, 중추신경에 작용하는 조절마비제) 약물을 점안하기도 한다. 약시안 치료법은 4~6주간 지속하고 차도가 없으면 중단한다. 늦게 발견된 약시일수록 아이의 약시치료에 더 많은 시간이 필요하다. 발견의 시기가 늦을수록 치료 효과 또한 반감된다고 이해하면 된다.

▼ 연령대에 해당하는 기대시력을 기억해두자.

나이(Age)	원거리 기대시력(V.A)	시력 발달
출생 직후	광각(Light perception)	간헐적 주시능력, 윤곽 정도 구분 가능
생후 3개월	0.04~0.08	추체(Cone cell)의 완성, 주시 능력 발달, 따라보기 가능, 컬러 모빌 적용
생후 4개월	0.04~0.08	사람의 얼굴 형태, 표정을 본다
생후 6개월	0.1	황반(Macular)의 완성, 색각기능-성인 수준으로 발달
생후 1년(만 1세)	0.2	대뇌의 기능-폭발적인 성장
만 2세	0.3	급속도로 시력 발달, 사물에 흥미와 관심을 갖기 시작
만 3세	0.7	시력의 50% 발달(시력의 결정기), 안과 검진 시작
만 4세	0.8~0.9	성인 수준의 안과검사 가능함
만 5~6세	0.9~1.0	시력의 70% 완성, 양안시 기능, 입체시의 발달
만 7세	1.0 이상	시력의 완성, 근시 시작, 고도의 입체시 가능
10대	1.0 이상	10세 때 시각의 신경계통의 가변성이 없어지는 시기, 일생에서 최정점의 조절력을 가짐, 시력 발달의 가능성이 소진되는 시기
20~30대	1.0 이상	만 20세 이후부터 라식, 라섹 등의 굴절교정 수술 가능, 안구건조증, 안구 피로 등이 발생하는 시기, 최근에는 가혹한 시생활로 인해 30세 중반에서 젊은 노안 발생
40대~50대	1.0~0.9	노안의 시작
60대	0.9~0.8	굴절매체의 혼탁과 세포, 조직의 노화로 노폐물이 쌓이는 질환 조심(백내장, 황반변성 등)
70대 이상	0.8~0.6	다양한 노인성 질환의 발생

약시치료의 목적은 그 나이대에 맞는 표준시력이 나올 수 있도록 하여 건강한 시각기능을 갖게 함에 있다. 학생은 6개월에 한번, 성인은 1년에 한번 정도 시력검사를 필수적으로 받아야 하고 시력 저하가 느껴지면 언제든지 검사를 적극적으로 받아야 한다.

* 아이가 해당 연령대에 기대되는 시력이 나오지 않는다면 안과검진을 받아야 한다. 출생~만 7세까지 폭풍 같은 속도로 시력성장 및 발달과정을 겪는다. 이 시기에 시력장애 요소가 있다면 신속하게 해결해야지 약시가 발생하지 않는다. 약시안은 시간이 지체될수록 시력회복이 어렵다.
* 아기의 본격적인 안과검진은 3세 이후부터 시작하도록 한다.
* 취학 전 최소한 3회 이상은 안과 검진을 하는 것이 좋다.
* 6~24개월 사이에 선천백내장, 사시여부 확인
* 2~4세 사이에 시력, 굴절검사, 사시검사 진행
* 5~7세 사이에 정상시력 확인, 약시 여부 측정

참고자료

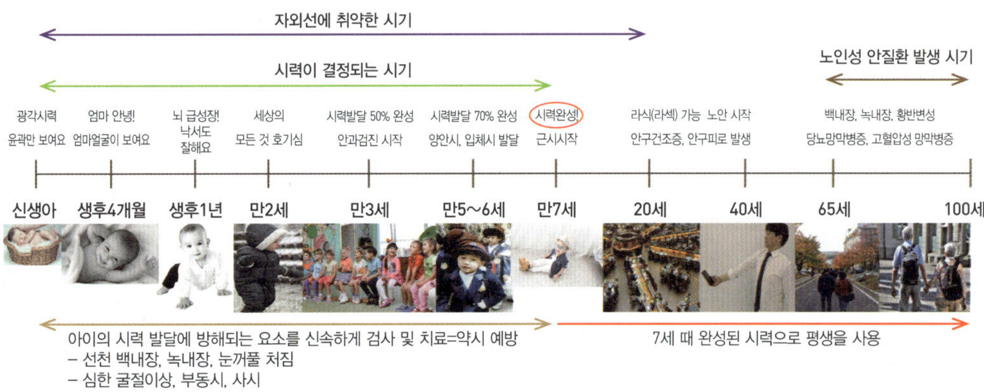
자외선에 취약한 시기
시력이 결정되는 시기
노인성 안질환 발생 시기
광각시력 윤곽만 보여요
엄마 안녕! 엄마얼굴이 보여요
뇌 급성장! 낙서도 잘해요
세상의 모든 것 호기심
시력발달 50% 완성 안과검진 시작
시력발달 70% 완성 양안시, 입체시 발달
시력완성! 근시시작
라식(라섹) 가능 노안 시작 안구건조증, 안구피로 발생
백내장, 녹내장, 황반변성 당뇨망막병증, 고혈압성 망막병증
신생아
생후4개월
생후1년
만2세
만3세
만5~6세
만7세
20세
40세
65세
100세
아이의 시력 발달에 방해되는 요소를 신속하게 검사 및 치료=약시 예방
– 선천 백내장, 녹내장, 눈꺼풀 처짐
– 심한 굴절이상, 부동시, 사시
7세 때 완성된 시력으로 평생을 사용

생애시력연대기 *by Ph.D. P.C.W.*

출처: "생애 시력 연대기" 저작권 등록(제C–2021–015072)

신생아~7세까지 아이 눈의 발달과정

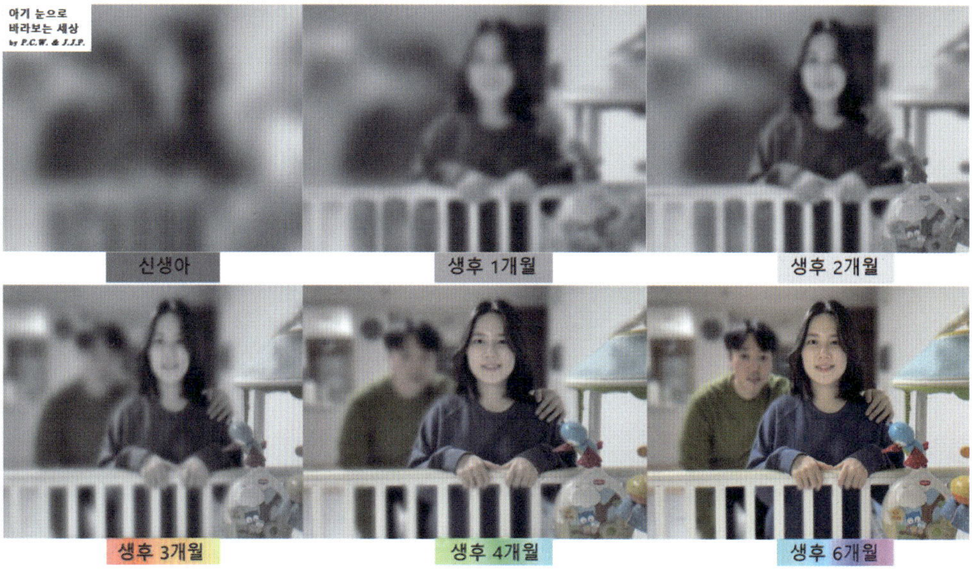

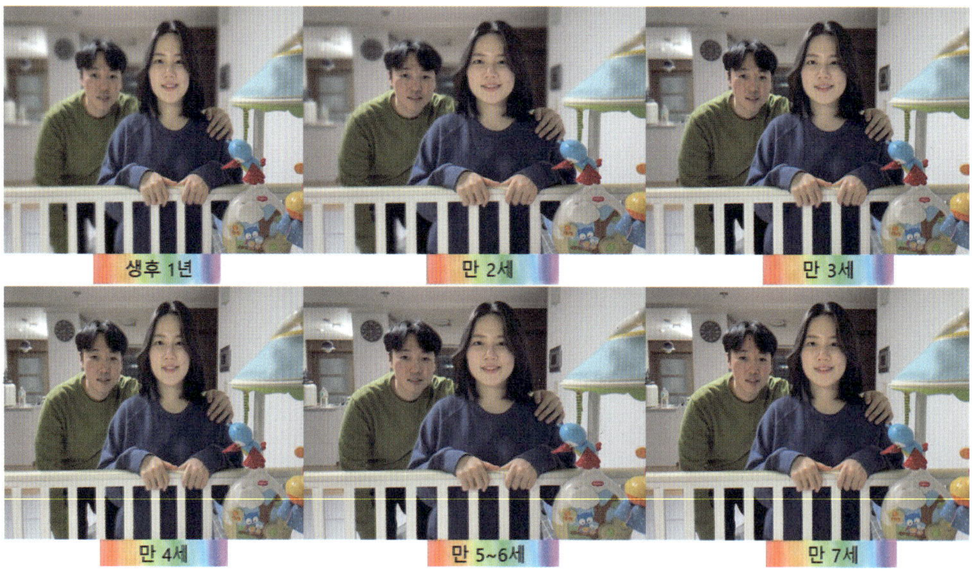

출처: “아기 눈으로 바라보는 세상” 저작권 등록(제C-2021-015828호)

■ 출생 직후

- **광각 시력정도를 가지고 있고 사물의 윤곽 정도만을 구분 가능하다.**
- 빛 방향쪽으로 머리를 움직이려고 한다.
- 신생아는 대비감도가 높은 유형(흑백색 무늬)을 좋아한다.
- 추체세포가 유채색을 분간하는 기능을 하는데 **아직 추체세포가 발달하지 않은 관계로 사물을 흑백으로 본다.**
- 중등도의 원시를 가지고 있고 눈이 한 번씩 편위될 수 있어서 외관상 사시로 보이기도 한다.
- 흑백의 모빌을 달아주어 놀게 한다.

■ 생후 3개월 때

- 중심오목의 발달 완성
- **추체세포의 발달(색상구분 가능)**
- **빨간색→노란색→녹색 순으로 구분할 수 있게 된다.** 파장이 짧은 파란색과 보라색은 인지하려면 시간이 조금 더 걸린다.
- 조절기능의 발달
- 눈모음을 하기 시작
- **본격적으로 주시기능이 발달한다(따라보기 가능).**
- 소리 나는 물체로 아기의 시선을 끌지 말고 물체의 움직임으로만 시선을 끌어서 주시능력과 시선 고정능력을 확인한다.
- 컬러 모빌을 달아주어 놀게 한다.

■ 생후 4개월

- **엄마의 표정, 생김새를 볼 수 있다.** 거울을 보게 되면 거울 속 자신의 모습에 관심을 갖고 쳐다본다.
- 보는 것에 대한 관심이 많아진다.

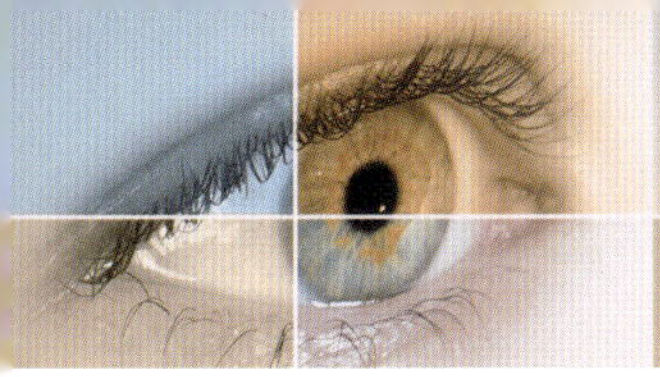

■ 생후 6개월

- 시력은 약 0.1 정도를 갖게 되고 색각시 기능이 완성된다.
- 그림에 관심을 갖게 된다.

■ 만 1세 때

- 가족 이외 사람들을 인식하게 되고 창문 밖을 내다보기도 한다.

■ 만 2세 때

- 급속도로 시력 발달, 사물에 흥미와 관심을 갖기 시작
- 약 0.3의 시력

■ 만 3세 때

- 시력의 50%가 발달 완료, 시력의 결정기
- 본격적으로 안과검진이 가능한 시기이다.

■ 만 4세 때

- 성인수준의 안과검사 가능

■ 만 5~6세 때

- 양안시와 입체시의 발달
- 모든 눈의 기능이 70% 완성

■ 만 7세 때

- 성인수준의 시력완성
- 근시가 시작되는 시기

■ 만 10세

- 시각의 신경계통의 가변성이 없어지는 시기
- 시력 발달의 가능성이 거의 사라지는 시기

- **일생에서 최정점의 조절력을 가짐**

영유아시기 때 시력 보건을 위한 주의사항 및 조언

- 아기가 있는 방은 그늘진 곳이 없도록 골고루 조명을 밝혀둔다. 다만, 눈에 직접적으로 조명을 쬐이지 않도록 한다.
- 아기가 깨어있는 동안에 충분한 시각 자극을 받을 수 있도록 밤에도 불을 켜주는 것이 좋다. 밝은 조명과 시자극이 아기 눈에 약이라고 생각하자.
- 아기가 생활하는 환경에 주기적으로 새로운 사물을 배치하여 관심 끌만한 볼거리를 제공한다. 아기에게 주시할 것을 계속 제공해주고 시각 자극 활동을 하게 하는 것이 건강한 시각 발달에서 매우 중요하다.
- 신생아~생후 3개월 사이에 선천백내장 여부를 확인해야 한다.
- 생후 3개월이 지나면 소리 없는 움직임만으로 시선을 끌어서 아기의 시선 고정 능력이 생겼는지 확인해야 한다.
- **아기 때의 시기능 발달은 평생의 최대 시력을 결정짓기 때문에 항상 세심하게 관찰하고 정기적인 안과 검진에 신경을 써야 한다.**

약시를 일으키는 요인들

1. 폐용성 약시(廢用性弱視) or 시자극 차단 약시

*아이의 눈이 항상 시자극을 받을 수 있도록 시환경을 조성해야 한다.

폐용성 약시는 시자극이 차단되거나 눈을 사용하지 않아서 발생되는 약시이다. 약시가 무서운 이유는 일반적으로 비약시안(다른 한쪽 눈)의 시력이 좋기 때문에 본인도 보호자도 약시가 발생하였는지 모르고 넘어간다는 점이다. **약시는 앞에서도 언급했지만 빠른 시일내로 조기에 발견하여 치료하지 않으면 효과가 거의 없다. 성인이 되어서도 평생 낮은 시력으로 살아가야 한다.**

가령, 몸이 다쳐서 병실에 몇 달간 누워서 지낸다고 가정해보자. 우리 몸의 근육도

오랜 기간 동안 사용하지 않으면 근육이 위축되고 근육이 본래 하는 기능들이 저하된다. 이와 마찬가지로 우리 눈에 빛 자극이 들어가지 않거나 장시간 동안 사용하지 않으면 시기능이 쇠퇴한다. 그런데 눈과 근육의 가장 큰 차이점이 있다. 근육은 운동을 다시 시작하거나 일상활동을 하면 원상 복귀, 재발달되지만 눈은 일정 기간이 지나면 영구적인 시력 저하가 발생된다.

2. 사시성 약시

*엄마는 평소에 아이 눈을 보면서 사시가 있는지 주의 깊게 관찰해야 한다.

사시는 아이의 눈을 약시(평생 낮은 시력을 갖는 눈)로 만드는 요인 중 하나이다. 안위(안구의 위치)의 밸런스가 무너져서 양쪽 시선이 물체로 향하지 않으면, 즉, 사시(사팔눈) 눈이 되면 복시(Diplopia, 사물이 두 개로 이중으로 보임)가 발생하게 된다. 양 눈이 바라보는 시선이 서로 일치하지 않으면 대뇌에서는 우안과 좌안에서 받아들인 다른 상(Image) 신호에 의해서 혼란을 느끼게 된다. 그 혼란을 막기 위한 조치로 대뇌에서는 이상이 있는 눈(사시가 있는 눈)에서 받은 상을 무시하게 된다. 이를 억제(Supression)라고 한다.

자, 그러면 **한쪽 눈(사시안)에 맺힌 상이 지속적으로 무시되는 억제현상이 지속되면 어떤 일이 발생할까?**

약시가 발생된다. 사시로 인해 발생된 약시여서 사시성 약시라고 한다.

무시된 눈(억제된 눈)이 시기능을 하지 못하여(시력 발달이 이루어지지 않아) 약시가 되는 것이다.

한편, 어린 아이들에게서 외견상 사시로 보이는 가짜사시(가성사시) 사례가 종종 있기에 이에 대한 이야기를 잠시 하겠다. 부모는 아이를 키우면서 우리 아이가 눈이 몰린 같고, 눈이 한쪽으로 돌아가 있어 보이는 아이 눈을 관찰하기도 한다. 아이는 태어나서 생후 3개월 때까지는 주시기능이 잘 발달되지 않아서 눈이 각기 따로 움직이는 이상 반응을 보이기도 한다. 또한 어린아이는 콧등이 낮고 눈과 눈 사이가 멀어서 눈 안쪽의 피부(내안각 췌피)가 흰자위를 가리게 되어 눈이 안쪽으로 몰려 보이는 내사시(눈이 코 쪽으로 몰림)처럼 보이기도 한다. 이와 같은 현상을 가성사시라고 한다. 진짜 사시인지 아닌지 구별하기 위해 콧등을 중심으로 내안각 피부를 엄지와 검지로 집어보면 된다(흰자위가 가려져서 내사시처럼 보이는 경우가 종종 있다).

하지만 일반인이 가성사시와 진짜 사시를 구분하기는 어려울 수 있다. 사시가 의심된다면 지체 없이 병원에 가서 적극적으로 진료를 받는 것이 중요하다.

3. 부동시성 약시(굴절부등 약시)–약시를 일으키는 복병!

*본인이 부동시인 것을 알아차리기 힘들다.

*아이의 양쪽 눈 도수의 차이가 크다면 주의해야 한다.

부동시는 양쪽 눈 도수의 차이가 2 D 이상 나는 경우를 말한다. 부동시로 인해 약시가 발생하는 사례를 부동시성 약시라고 한다. 소아에서 발생 빈도가 높기 때문에 이 부분도 주의 깊게 보고 넘어가자.

부동시성 약시는 양쪽 눈의 굴절이상의 정도가 차이가 커서 생기는 약시인데 일반적으로 한쪽 눈은 시력이 좋고 다른 쪽 눈이 난시 or 심한 원시가 생겨서 약시로 이행된 경우가 많다.

부동시가 있는 아이는 한쪽 눈의 시력이 좋기 때문에 눈 검사를 받지 않는 한, 본인이 부동시인 것을 모르고 지낸다. 본인 시력이 좋다고만 생각한다. 뇌에서는 잘 보이는 눈만 계속 사용하고 잘 안 보이는 눈의 흐린 상은 폐기 처리하기 때문에(억제현상) 사용되지 않는 눈은 점차 시각기능이 쇠퇴되어 약시가 된다.

부동시로 인해 약시가 오는 경우를 아래와 같이 분류한다.

- 원시를 동반한 부동시성 약시(양쪽 도수 차이가 2.00 D 이상)
- 난시를 동반한 부동시성 약시(난시도의 차이가 1.50 D 이상)
- 고도 근시를 동반한 부동시성 약시(근시도의 차이가 5.00 D 이상)

부동시성 약시로 진행되는 경우는 원시와 난시의 빈도가 96.9%로 원시와 난시의

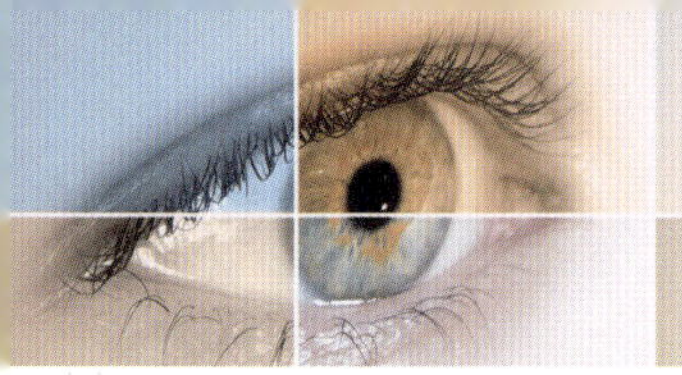

양쪽 눈 도수차이가 큰 경우에는 약시로 이행되기 쉽다. 그래서 정기적인 시력검사, 안경도수 검사에 신경을 써야 한다.

정상안과 부동시안은 시기능의 질적인 부분의 차이가 꽤 크다(융상능력, 입체시, 공간감각 등). 애초에 부동시가 발생하지 않도록, 혹은 발생하였다고 하더라고 빠른 시일 내에 적절히 처방을 하여 교정시력을 지켜주는 것이 중요하다. 다시 한번 강조하지만 어릴 적에 약시, 부동시 등의 문제는 조기 발견, 조기 치료가 중요하다.

4. 굴절이상 약시

*아이의 안경도수가 높다면 그 또한 약시의 발생 인자가 될 수 있다.

근시, 원시, 난시의 도수가 높은데 교정하지 않고 방치하게 되면 발생하는 약시를 말한다. 오랜 기간 굴절이상을 교정하지 않아 항상 흐릿한 상을 주시하게 되면 흐릿한 상에 익숙해져서 훗날에 안경으로 교정을 해주어도 정상적인 시력이 나오지 않는다.

- 원시 도수가 1.50 D 이상인데 교정하지 않으면 약시의 위험성이 있다.
- 근시 도수가 3.50 D 이상인데 교정하지 않으면 약시의 위험성이 있다.
- 난시 도수가 1.50 D 이상인데 교정하지 않으면 약시의 위험성이 있다.

참고문헌: 안과학

5. 기질 약시

***비교적 드문 케이스로 시각경로(Visual pathway) 이상에 의한 약시이다.**

인간의 시각 시스템은 시신경 신호가 대뇌로 전달되는 방식인데 각막, 방수, 수정체, 유리체로 통하는 투광체에 문제가 없고 망막까지 상이 잘 맺히더라도 그 이후 단계(시각경로)에서 문제가 생기면 시력이 저하될 수 있다.

6) 안구건조증(Dry eye)은 시력 저하, 피로감를 유발한다.
→ 각막 난시 발생!

눈 표면에는 3개의 층이 있다.

안구건조증은 일반적으로 눈물의 부족 또는 눈물층의 불균형으로 발생된다. 안구표면은 각막을 보호할 수 있는 얇은 눈물막으로 쌓여 있는데 아래 그림과 같이 점액층, 수성층, 지방층 3층으로 구성되어 있다.

이 3개층은 각막의 보호와 윤활유, 면역기능 역할을 수행한다.

가장 안쪽의 점액층(Mucus layer)은 각막상피를 친수성(hydrophilic, 물을 좋아하는 성질)으로 유지하고 중간층은 일종의 물 층, 수성층(Aqueous layer)으로 세균과 맞서 싸울 수 있는 항균물질(Lysozyme, Lactoferrin)이 함유되어 있고 물질이동, 대사활동 기능을 수행한다.

가장 바깥쪽에 있는 지방층(Lipid layer)은 미끌 미끌한 지방질, 지질층으로 눈물의 증발을 지연시키고 눈물이 넘치는 것을 잡아주어 눈물층의 안정화에 기여한다.

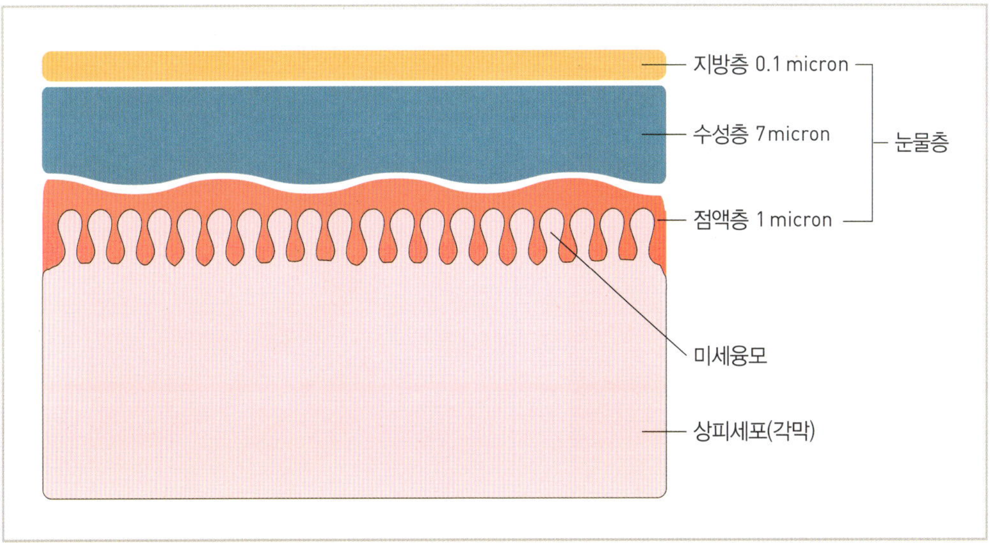

그래서 지방층이 부족하게 되면 눈물이 빠르게 증발되어 건조한 눈이 되기 쉽고 눈물을 잡아주지 못하여 눈물이 넘쳐서 흐르기도 한다.

이 세 가지 층 중 어떤 하나가 결핍되거나 눈물막이 불안정해질 경우에는 눈이 쉽게 충혈되고 이물감과 통증(따가운 느낌)을 느끼게 된다.

안구건조증 vs 정상안을 그림으로 이해하자.

아래 그림을 보면 좌측이 안구건조증안이고 우측은 정상안을 표현한 것이다.

안구건조증 안은 상대적으로 눈물막이 불규칙적이고 눈물 띠가 군데군데 끊어져 있는 것을 확인할 수 있다. 각막 표면 위에 눈물막이 불규칙적이거나 눈물량이 부족하게 되면 눈물에서 산소와 영양분을 공급받는 각막의 생리에 문제가 발생한다. 각막은 이 상태를 몹시 괴로워하는데 견디다 못해서 각막 주변부에 있는 혈관들을 끌어당겨와서 혈액 속에 있는 산소와 영양분을 사용하게 된다. 이를 충혈(Hyperemia)이라고 한다.

그래서 **눈이 자주 충혈되어 있는 사람은 각막이 저산소증, 영양분 부족에 시달리고 있다**

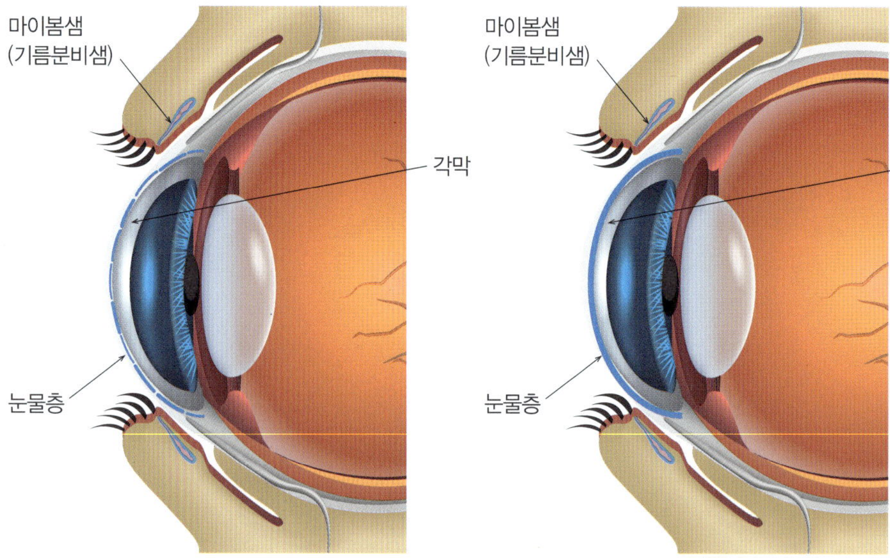

안구건조증(Dry eye) vs 정상안(Normal eye)

고 예상할 수 있다(콘택트렌즈를 무리하게 장시간 사용하게 되면 산소, 영양분 공급 부족으로 충혈이 발생한다). 또한 각막 표면에는 예민한 지각신경이 많이 분포되어 있어서 눈물막이 이를 보호하는데 눈물막이 각막 표면을 충분히 덮어주지 못하면 각막은 외부의 공기에 직접 영향을 받게 된다. 외부로 그대로 노출된 각막은 시린 느낌, 심하면 아픈 느낌까지 받는다. **주변 사람 중에 바람만 불어도 눈이 자극되고 눈물이 흐른다고 호소하는 사람이 있다면 그 사람은 안구건조증 환자일 확률이 매우 높다.** 눈물량이 풍부해서 눈물이 나기도 하지만 안구표면의 눈물막이 안정적이지 못하거나 안구 표면이 건조해서 눈물이 넘쳐 흐르는 케이스가 훨씬 더 많다.

눈물막이 말라서 표면이 불안정해지면 난반사로 인해 난시가 발생한다.

아래 그림에 안구건조증 안을 보면, 눈물층이 군데군데 끊어지고 깨져있는 형상이 표현되었다. 안구표면에 눈물층이 군데군데 끊어지게 되면 눈이 건조할 뿐만 아니라

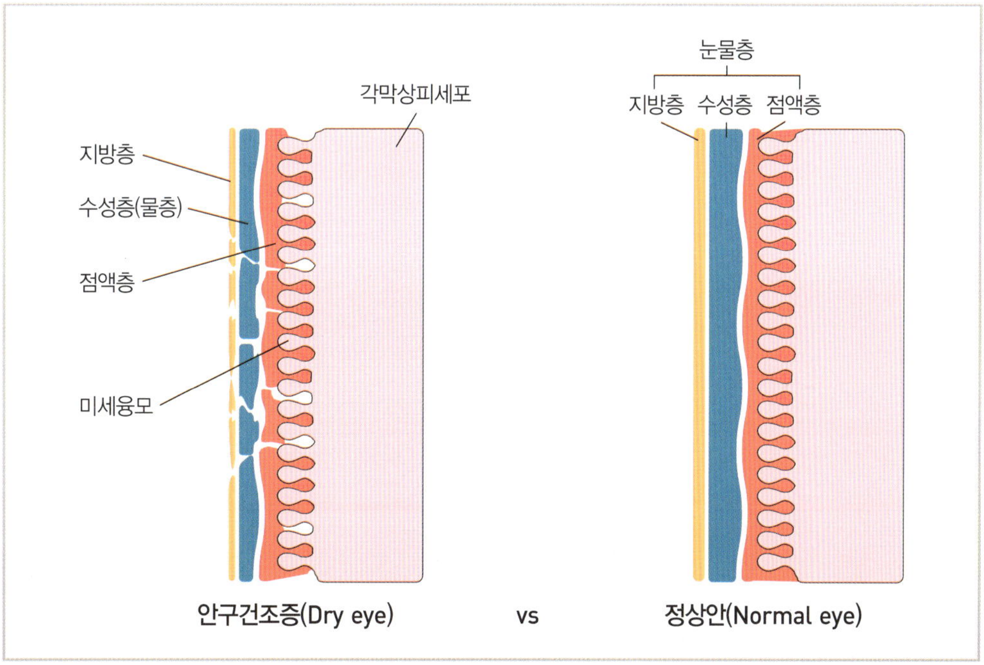

광학적인 문제도 발생한다.

불균일한 눈물층 표면에서 외부의 광선이 난반사를 일으키게 되어 난시가 발생한다. 안구건조증으로 인해 난시까지 유발되는 셈이다(안구표면의 난반사로 인해 빛이 모이는 점결상을 방해하여 상이 흐리고 번지게 된다).

안구건조증 환자는 자각적인 증상(시리고, 아프고, 불편감 등)으로 인해 눈의 피로도가 가중되고 난시의 발생으로 시력의 질(Quality)이 떨어진다.

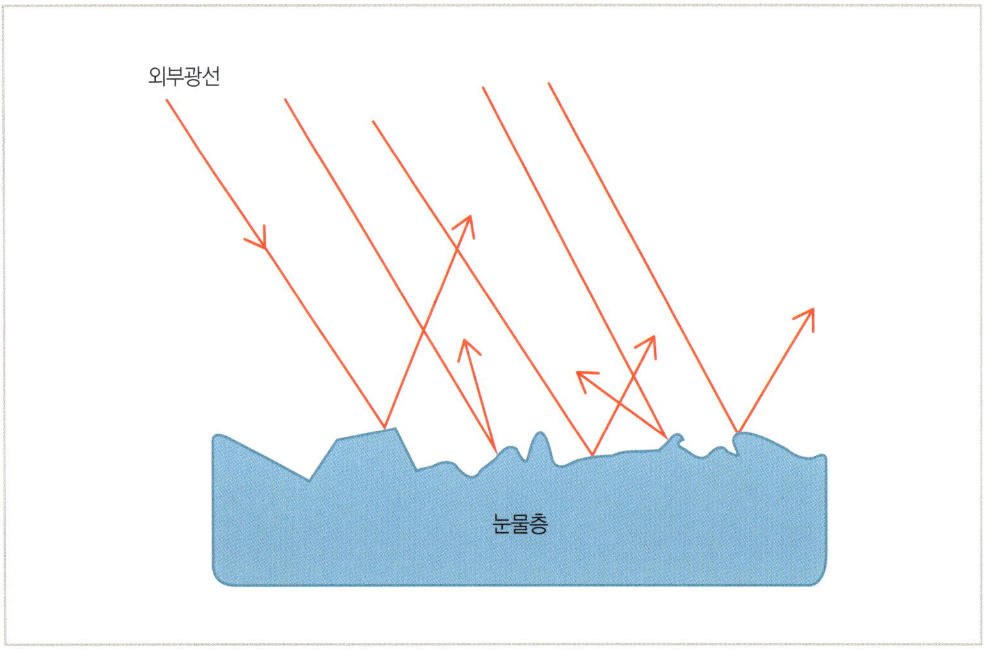

참고자료

실제 사람의 눈표면에 분포한 눈물층을 촬영한 사진이다(Anterior OCT).

정상안의 균질한 눈물막

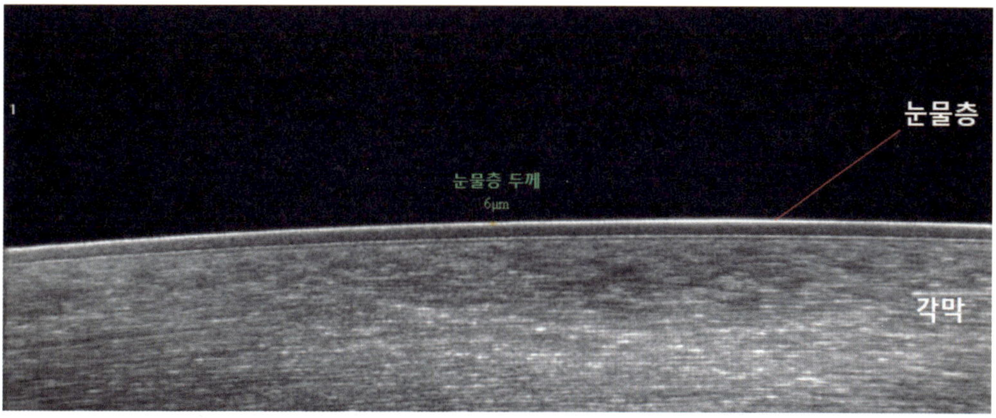

*각막 표면을 둘러싼 눈물층(하얀실선)이 전체적으로 일정하고 규칙적으로 보인다.

불규칙한 눈물막

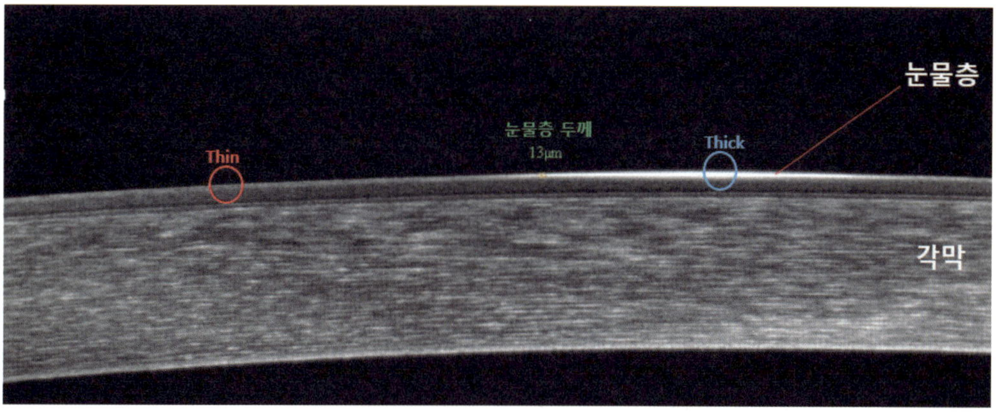

*눈물층(하얀실선)이 두꺼웠다가 얇아졌다가 하는 등 전체적으로 불규칙적으로 보인다.
(붉은색 부분: 눈물이 얇고, 파란색 부분: 눈물층이 두껍게 형성)

출처: 대한안과학회 학술발표 內 발췌.
"전안부 OCT(Optical Coherence Tomography)를 이용한 새로운 비침습적 건성안 측정방법 연구"

7) 눈 근육과 집중력의 관계

사위안은 근업 지구력이 취약한 눈!
눈 근육과 집중력은 매우 밀접한 관계에 있다.

눈 근육과 집중력이라니? 무슨 상관관계가 있을까?라는 의문이 들 것이다.

눈 근육은 안구의 위치를 정렬 상태로 만드는 기능을 수행하는데 이에 문제가 생기면(사위안) 사물을 똑바로 주시하기가 어렵고 똑바로 주시하기 위해 안구 주변의 근육의 힘이 과도하게 요구된다. 근육이 과하게 일을 하게 되면 근육이 지치게 되고 근육에 신호를 보내는 신경조직도 약화된다.

즉, **사위안(안구의 비정렬 상태)은 비뚤어진 안위를 교정하기 위해 정상 눈보다 근육이 상대적으로 더 많은 일을 한다.** 여기에서 안구의 위치를 바로 잡는 일을 하는 근육을 외안근(Extraocular muscle)이라고 부른다. 안구 바깥에서 안구를 붙들고 움직이는 근육이다. **사위가 있는 눈은 외안근이 더 많이 일하고 힘을 쓰다 보니 정상안에 비해 피로감이 크고, 오랫동안 집중하는 작업을 할 때 근지구력 면에서 불리할 수밖에 없다.**

특히, 근업시에는 안구를 지탱하는 근육들이 더 많은 일을 하게 되는데 외안근 뿐만 아니라 조절작용을 하는 내안근(Intraocular muscle)도 열심히 일을 한다. 사위

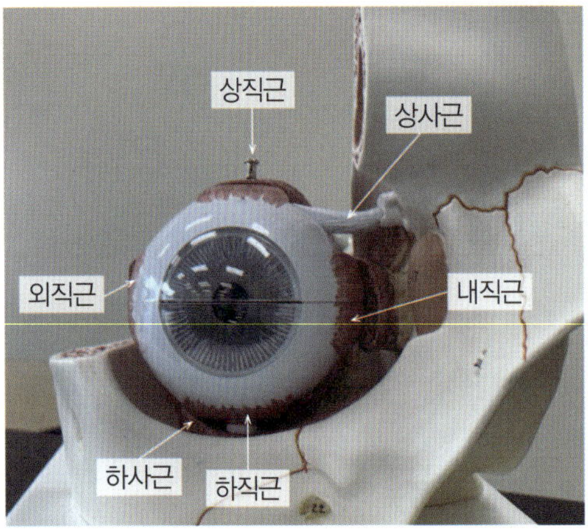

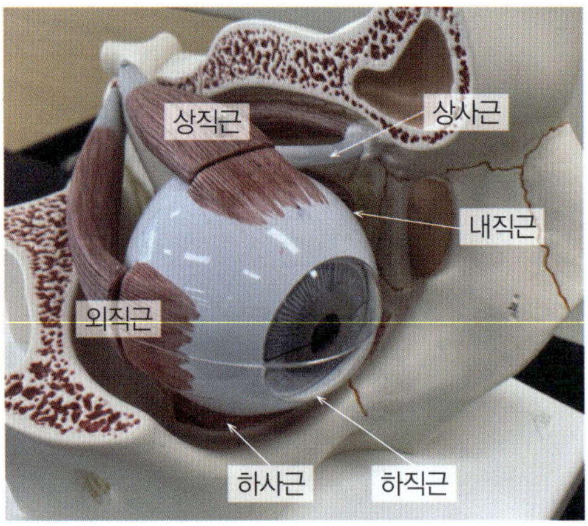

외안근	작용방향		지배신경
	주작용	보조작용	
외직근(바깥곧은근)	외전		외전신경
내직근(안쪽곧은근)	내전		동안신경
상직근(위곧은근)	상전	내회선, 내전	동안신경
아래직근(아래곧은근)	하전	외회선, 내전	동안신경
상사근(위빗근)	하전	내회선, 외전	활차신경
하사근(아래빗근)	상전	외회선, 외전	동안신경

가 있으면 더 쉽게 눈이 지치고 피로감을 호소하게 된다. 그래서 **사위안은 정상안보다 눈의 근지구력, 뇌의 집중력이 낮은 특징을 가지고 있다.**

안구위치를 조정 및 교정하는 근육을 외안근이라고 한다. 코쪽방향에 있는 근육이 내직근, 귀쪽방향에 있는 근육이 외직근, 위방향으로 상직근, 아래방향으로 하직근이 뻗어있고 상사근과 하사근이 비스듬하게 붙어있는 구조이다. 외안근은 위와 같이 6개의 근육으로 구성되어 있고 안구를 움직이고 교정하는 역할을 한다. 근육은 항상 control하는 담당 신경이 있기 마련인데 외안근의 주작용, 보조작용과 각 근육의 지배신경에 대한 내용은 위의 표와 같다.

외안근을 지배하고 있는 신경은 외전신경과 동안신경, 활차신경으로 이루어져 있는데 이들 지배신경의 문제 or 근육자체의 문제가 생기면 안위를 올바르게 정렬하지 못한다. **안위의 균형이 심하게 무너져서(편위가 매우 심하여) 스스로 교정하지 못하여 외관상 비뚤어진 눈을 사시(Strabismus)라고 한다.**

정리하면, **사시는 눈 위치가 많이 비뚤어져서 남들이 알아볼 수 있을 정도의 눈이고 무언가를 응시할 때 한쪽 눈은 정면을 보지만 다른 쪽 눈은 다른 곳을 주시한다.** 눈이 안쪽으로 치우치면 내사시, 바깥쪽으로 치우치면 외사시라고 한다.

사위(Phoria)는 안위의 이상이 다소 경한 편이라 스스로의 힘으로 교정이 가능하며 잠복

성 사시 및 사시의 전(前) 단계라고 이해하면 쉽다.

사시=심각한 편위→미관상 문제, 양안시기능 불가
사위=경한 편위→피로감이 크고 근업 지구력이 약한 눈

그림(a)는 시축(視軸)이 평행 상태로 정상안위(正常眼位)의 눈이다. 정위(Orthophoria)라고 한다.

그림(b)는 한쪽 눈이 바깥쪽으로 치우쳐 있어 외사시(Exotropia) 또는 외사위(Exophoria)라고 하고 내사위(시)보다 흔하게 발견된다.

그림(c)는 한쪽 눈이 안쪽으로 치우쳐져 있기에 내사시(Esotropia) 또는 내사위(Esophoria)라고 하는데 눈동자가 안쪽으로 치우쳐 있어 시야가 좁고 스포츠비전이 떨어지는 등 시생활의 질 저하가 크다.

눈의 치우쳐져 있는 편위정도가 너무 크거나 스스로 교정할 수 있는 범위를 넘어서 늘 상 눈이 돌아가 있다면 사시라고 한다. 사시안은 스스로 안위 교정을 하지 못하기 때문에 딱히 피로감은 크지 않다.

사위안은 눈이 치우쳐져 있는 편위의 정도가 작아서 스스로 안위 교정이 가능하여

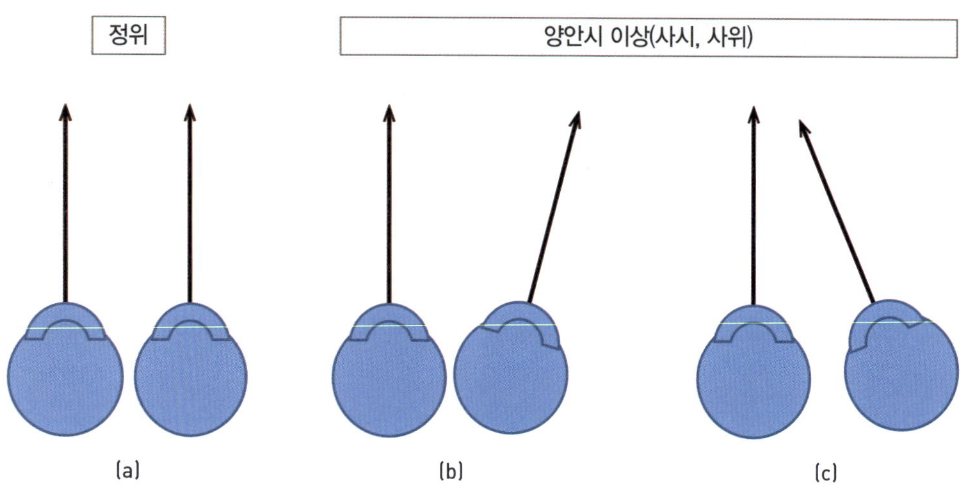

외견상 정상눈으로 보인다. 눈 내부 근육의 융합하는 운동력이 충분하여 눈을 항상 정상위치로 돌리는 운동을 한다.

그로 인해 항상 눈의 피로감이 크고 장시간 근업에 집중하기 힘든 특징이 있다(특히 외사위보다 내사위의 자각증상 및 피로감이 크다).

***유독 근업에 집중하지 못하고 쉽게 책상을 박차고 나가는 아이라면 사위검사를 한 번쯤은 받아보아야 한다. 사위안은 근업에 대한 지구력이 약해서 책상에 오래 앉아있기 힘들어한다.**

*본문 p.119을 참고하라. 사위는 프리즘 렌즈 안경으로 교정할 수 있다.

사시(편위가 심하여 스스로 교정 불능)	스스로 교정할 수 있는 범위를 넘어선 눈이다. 안위 교정을 포기한 눈, 외견상 눈이 돌아간 티가 많이 난다.
사위(편위가 상대적으로 작아서 스스로 교정 가능)	안위가 정상위치에 있지는 않지만 스스로 교정이 가능하여 외견상 정상으로 보인다. 정상위치의 안구를 가진 사람보다 늘 더 많은 일(근육운동)을 하기 때문에 늘 피로감이 커서 집중력이 저하되는 문제를 갖고 있다.

정상 눈(정위안)과 비교한 사시, 사위안의 사물인식 프로세스

양안시기능란 두 눈으로 동시에 하나의 상을 볼 때 좌우안의 맺힌 상을 하나의 사물로 인식하는 것을 말한다.

앞에서 설명한 것처럼 정위안은 안구편위가 없고 정상적인 양안시기능을 하는 눈으로 다음과 같은 사물인식 과정을 거친다. 좌우 눈에 맺힌 상을 대뇌에서 하나의 상으로 합치하여 인식한다.

다음 그림은 정위안이다. 안구편위가 없고 정상적으로 "양안시" 글자가 좌우망막에 맺힌다.

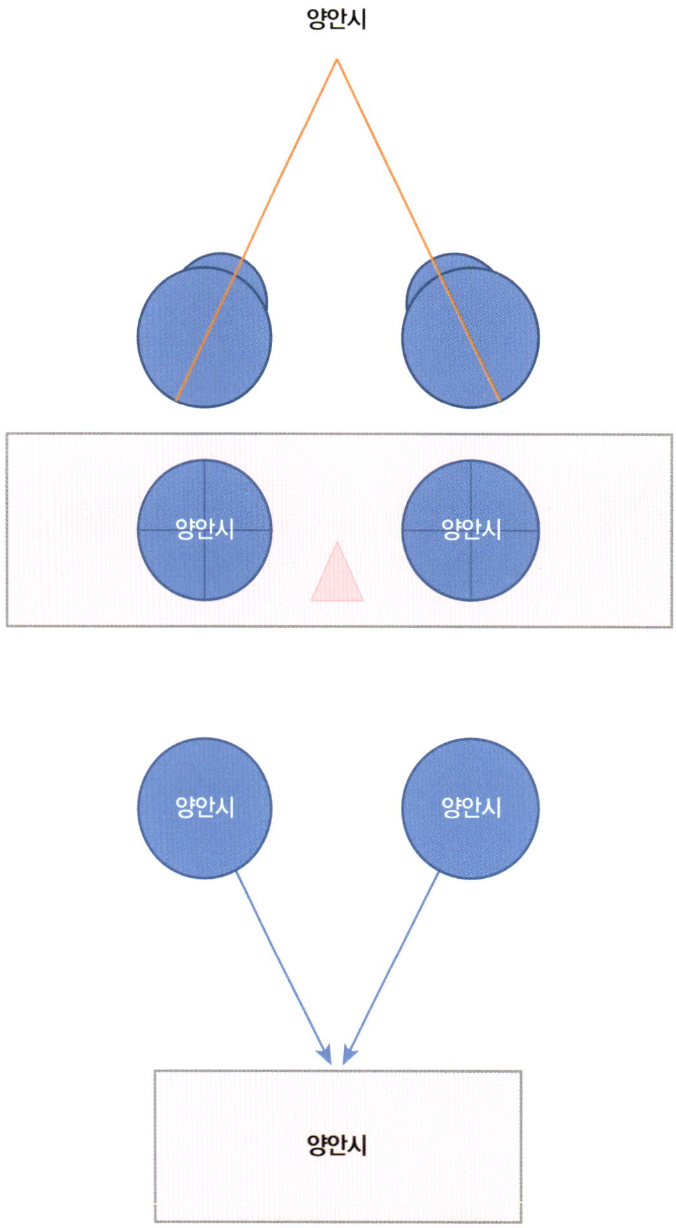

대뇌에서 "양안시"라고 인식한다.
(좌우측 눈에 맺힌 상을 합치함)

좌우측 눈에 맺힌 "양안시" 글자를 합치하여 뇌에서 "양안시"라고 인식한다.

다음은 우측 눈이 살짝 귀쪽으로 벌어진 외사위안이다.

좌측 눈에 맺힌 "양안시" 글자와 우측 눈에 맺힌 "양안시" 글자가 겹쳐서 인식된다(복시발생).

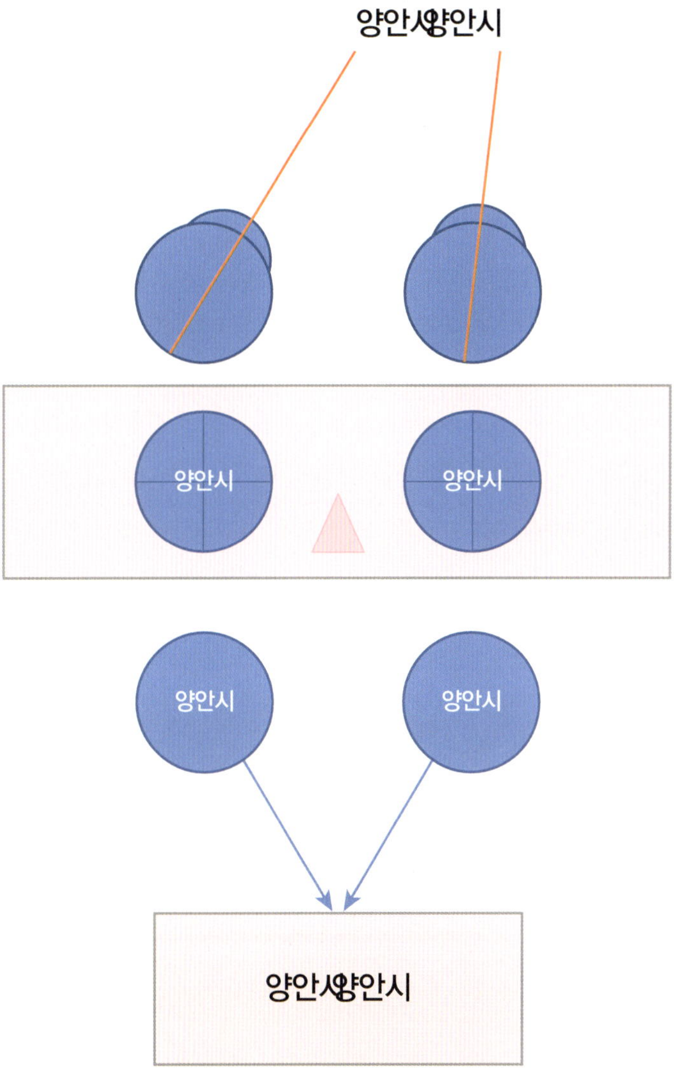

대뇌에서 "양안시"를 겹쳐서 두개로
인식한다[복시(Diplopia) 현상].

→ 눈에 힘을 주거나 집중해서 다시 하나의 상으로 인식할 수 있다면 이러한 눈을 사위안이라고 한다.

→ 한쪽 눈이 귀쪽으로 편위되어서 복시가 발생했기 때문에 외사위안이라고 한다.

다음은 우측 눈이 귀쪽으로 더 심하게 치우쳐진 외사시안이다.

좌측 눈에 맺힌 "양안시" 글자만이 대뇌로 전달된다(우측의 상은 억제됨).

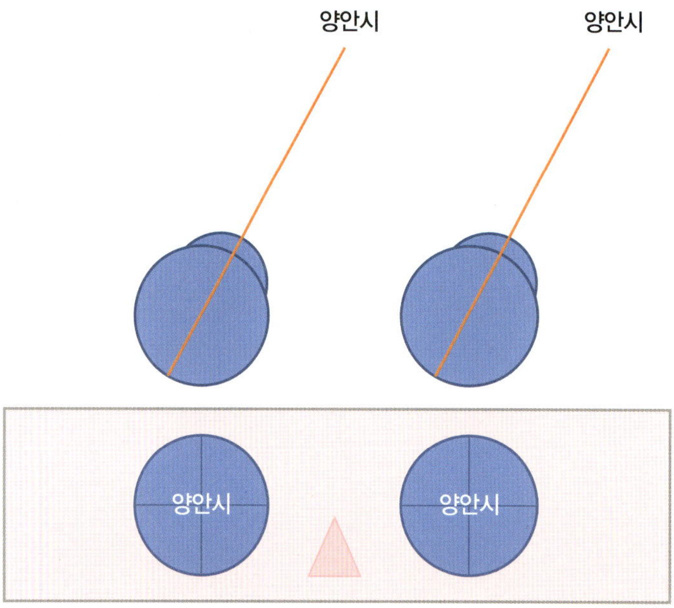

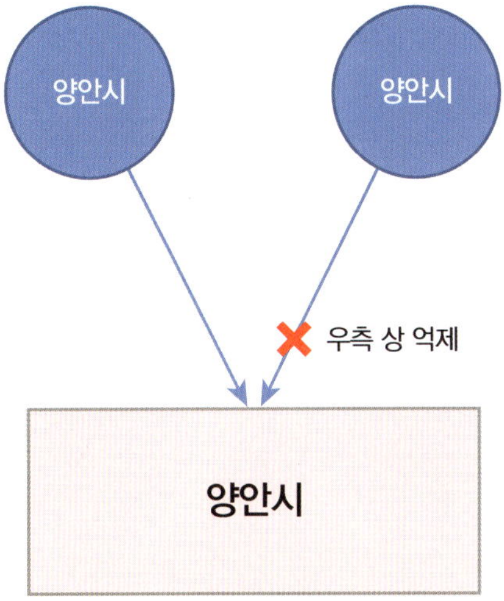

대뇌에서 "양안시"라고 인식함(좌측 눈에 맺힌 상만 전달)

→ 안위가 너무 심하게 편위되면 양쪽 눈에 각각 맺힌 이미지를 하나로 합치려고 외안근이 노력해도 합칠 수 없기 때문에 사시라고 한다.

→ 대뇌는 한쪽 눈(사시안)에 맺힌 이미지를 삭제함.
이 현상을 "억제(Suppress)"라고 한다.

→ 사시안은 편위각이 커서 융합하기 위한 운동도 포기한 상태
(융합을 하기 위한 노력을 포기하였기 때문에 눈의 피로감은 없지만 외관상 "사팔뜨기"로 보임)

다음은 우측 눈이 코쪽으로 치우쳐진 내사위안이다.

좌측 눈에 맺힌 "양안시" 글자와 우측 눈에 맺힌 "양안시" 글자가 겹쳐서 인식되게 된다(복시발생).

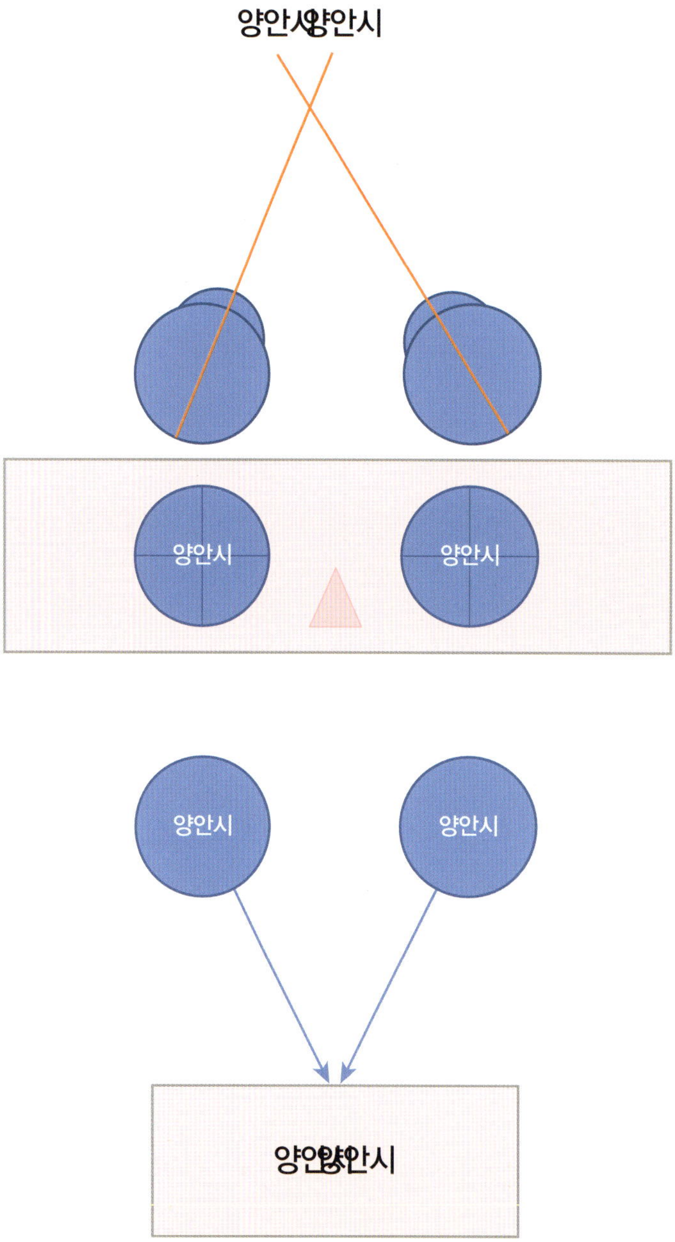

대뇌에서 "양안시"를 겹쳐서 두개로
인식한다[복시(Diplopia) 현상].

→ 눈에 힘을 주어서 집중해서 다시 하나의 상으로 인식할 수 있다면 이러한 눈을 사위안이라고 한다.

→ 한쪽 눈이 코쪽으로 편위되어서 복시가 발생했기 때문에 내사위안이라고 한다.

다음은 우측 눈이 코쪽으로 심하게 치우쳐진 내사시안이다.

좌측 눈에 맺힌 "양안시" 글자만이 대뇌로 전달된다(우측의 상은 억제됨).

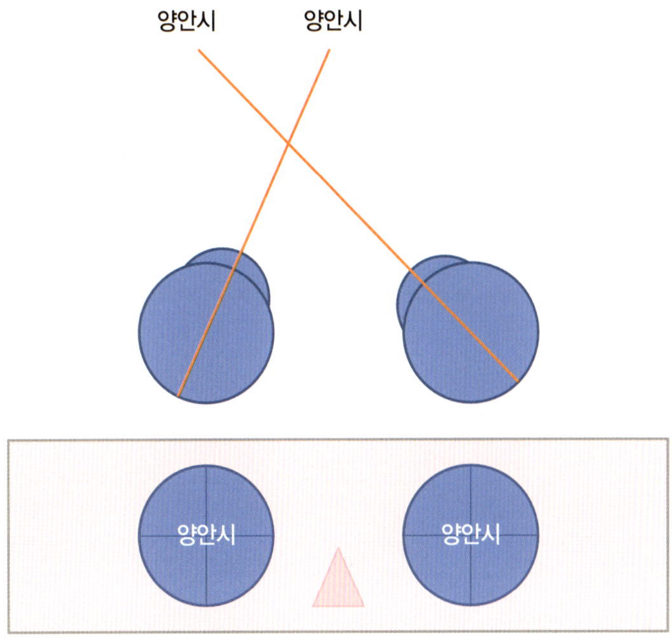

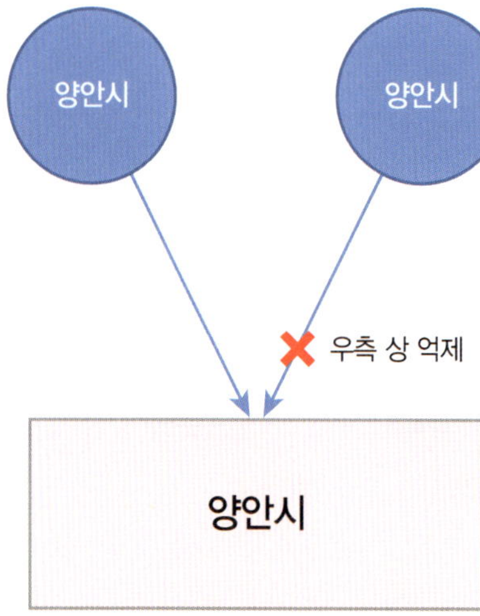

대뇌에서 "양안시"라고 인식함(좌측 눈에 맺힌 상만 전달)

→ 안위가 너무 심하게 편위되면 양쪽 눈에 각각 맺힌 이미지를 하나로 합치려고 외안근이 노력해도 합칠 수 없기 때문에 사시라고 한다.

→ 대뇌는 한쪽 눈에 맺힌 이미지를 삭제함. 이 현상을 "억제(Suppress)"라고 한다.

→ 사시안은 편위각이 커서 융합하기 위한 운동을 포기한 상태
(융합을 하기 위한 노력을 포기하였기 때문에 눈의 피로감은 없지만 외관상 "사팔뜨기"로 보임)

사시는 약시를 유발한다!

부모님들은 우리 아이가 "사시"라고 하면 외관상 티가 나기 때문에 "학교에 가서 놀림을 받지 않을까?" 등의 걱정부터 하게 된다. 그런데 외관상 문제보다도 시력의 문제가 더 크다. 사시안은 양 눈의 시선이 한 물체를 보지 못하는 이유로 시자극 발달이 저해되어 아이의 시력 발달에 악영향을 끼친다. 시력이 성장기일 때 사시가 발생했다면 신속히 치료하거나 교정해야 한다. 한쪽 눈이 치우쳐있는 시간이 길어질수록 약시의 위험성이 높아지기 때문이다(본문 p.40 약시편 참조). 사시의 발생이 약

시로 이어지는 경우가 흔한데 약시로 이행된 후 약시의 원인이 된 질환 치료가 늦어지면 성인이 되었을 때 최종적으로 교정시력이 1.0이 안될 수 있다.

사위는 학습의 집중력을 떨어뜨린다!

→ 해결책은 프리즘 안경!

대중적으로 사시에 대해서는 익히 잘 알고 있을 것 같다. 그런데 사위라는 용어는 생소하고 낯설 것이라고 생각이 된다.

사위안은 일반적으로 정상적인 안구위치를 가진 눈과 비교하여 외관상 티도 안 나고 눈에 아무런 문제가 없는 것처럼 보인다. 하지만 정상안과 비교했을 때 근업 지속력과 집중력이 현저히 떨어질 수밖에 없는데 그 이유는 본문 p.48에서 설명하였다.

사위안은 약간의 안구 편위가 있다. 사물을 주시할 때 복시를 피하고 상을 하나로 보기 위해서 정상안보다 과도한 근육운동을 하는 것이 특징이다. 이러한 융합운동은 안정피로를 유발하게 된다. 과도한 운동을 하면서 발생하는 신경세포의 활동, 근육세포의 활동으로 인해 정상안보다 훨씬 더 빠르게 피로감이 찾아오게 되는 것이다. 그런데 이러한 눈의 피로를 특수안경으로 도움을 받는 방법이 있다.

잠시 필자가 여행지에서 겪은 경험을 이야기하고자 한다.

몇 년 전, 미국에 여행 갔을 때 우연히 옵토메트리 오피스를 지나게 되었다. 그때 오피스 앞에 걸려있는 광고 문구가 인상적이었는데 문구의 내용은, "집중력 강화 렌즈", "안구피로 감소렌즈"였다. 안경광학, 안과학 교과서에서 "집중력 강화렌즈", "안구피로 감소렌즈"라는 용어를 접한 적이 없기에 저게 대체 무슨 소리인가 싶었다. 고민 끝에 오피스에 들어가게 되었고 궁금증은 금세 풀리게 되었는데 그 비밀의 집중력 강화 렌즈, 안구피로 감소렌즈는 "프리즘 처방 렌즈"였다.

안구의 위치가 비정상적인 사위안인 경우에는 늘 "정위"인 상태로 있기 위해서 외안근의 힘을 과도하게 사용하여 쉽게 지친다고 언급하였다. 그렇다면 비뚤어진 안위를 교정하기 위해 사용되는 힘 만큼을 프리즘 렌즈의 도움을 받는다면 어떨까? 그만

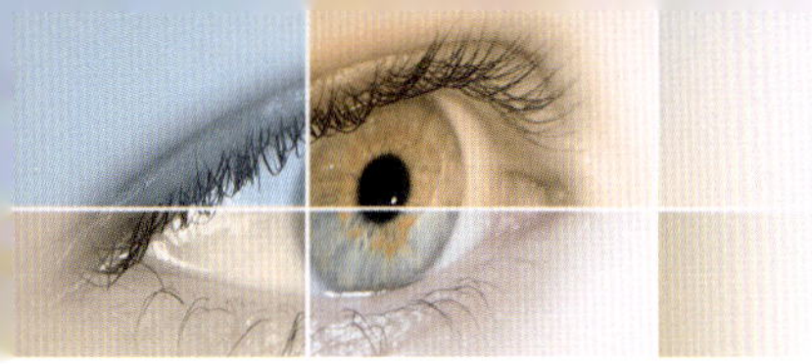

큼 외안근의 피로감이 덜어지는 것이 아니겠는가? 이것이 프리즘 렌즈 처방의 원리이다.

프리즘 렌즈는 입사되는 광선의 방향을 바꾸어주어 융합운동(한 쪽으로 치우쳐진 안구를 원래대로 옮기는 눈의 운동성 작용)량을 덜어주어 그만큼 눈이 덜 지치게 하는 효과를 준다. 즉, 피곤한 사위안의 눈을 프리즘 렌즈 안경이 어시스트 해주는 원리이다. 그리하면 눈의 피로(근육피로)가 줄어들고 편안하게 시생활을 할 수 있는 눈의 상태가 된다.

듣기에도 어려운 양안시이상 교정, 사위교정 프리즘 렌즈 처방 등 용어 대신, "집중력 강화렌즈", "안구피로 감소"라는 일반인들이 이해하기 쉬운 용어를 사용한 미국의 옵토메트리스트(검안의)가 혁신적이지 않은가?

사위는 주변에 얼마나 존재하는가?

사시에 대해서는 과거부터 병원에서 수술 등 적극적인 치료를 해왔기 때문에 익숙하게 알려져 있다. 그에 비해 프리즘 안경 처방, 시훈련 등을 적용하는 사위안에 대해서는 생소할 것으로 생각된다(그동안 우리나라에서 상대적으로 사위 처방, 시훈련에 대한 관심도가 적었다).

사위는 많이 알려지지 않았을 뿐, 통계적인 수치로 보면 사위안에 해당되는 숫자가 적지 않다.

2006년에 발표된 논문을 참고하면(한국안광학회지 연구논문, "수평사위의 안정피로와 융합여력과의 관계")에서 17세에서 35세 미만의 경기도 지역 대학생 89명을 조사한 결과 거의 절반이 넘는 53명이 안정피로를 동반한 사위안이라고 발표하였다.

최근에는 과도한 근업으로 인해 사위안이 더욱 증가하고 있는 추세이다. 우리 주위에서 실제로 사위안은 굉장히 많다. 성인 남성에서 절반 정도는 사위를 가지고 있다고 해도 과언이 아니다. 물론 적극적인 처방(프리즘 처방이나 시훈련이 필요한 경우)이 당장 필요한 경우를 따지면 숫자가 줄어들겠지만 사위안은 우리 주변에서 흔히 볼 수 있다.

사위를 가지고 있는 눈은 정위안과 비교하여 늘 눈의 피로감과 근육의 과도한 힘이 요구되기 때문에 **"정상 눈과 비교하여 쉽게 지치는 눈"으로 학습이나 작업에 있어 불리한 눈이라고 할 수 있다.**

학계에서 바라보는 사위안에 대해서

눈의 양안시기능이 문제(사위안)가 있으면 사물을 편안하게 보기 어렵기 때문에 시생활의 만족도가 낮은 것으로 알려져 있다(참고자료: 한국안광학회지, "A Case Report of Successful Vision Therapy in Divergence Insufficiency Esotro-pia").

또한 **양안시이상 환자는 안정피로, 간헐적 복시, 혼란시, 멍해짐, 두통 등의 자각적 증상을 경험하게 되고 특히, 소아에서 양안시기능의 이상(사위)이 있으면 지속적인 근업을 하는데 어려움이 있어 학교생활에 부적응한다고 하였다. 더 나아가 소아에서 양안시이상은 학습성과, 자세, 주의력까지 영향을 준다고 알려져 있다**(참고자료: 한국안광학회지, "내사시를 동반한 하사시의 시기능 훈련 임상사례").

그 외에도 학계에서는 지속적인 사위안의 연구로 많은 논문이 쏟아져 나오고 있다.

* 연구논문을 종합해보면,

안구 근육(외안근)의 이상으로 사위(안위가 비뚤어져 있거나)가 있거나 조절력이 저하된 상태인 경우에서는 근거리 작업의 집중력과 생산성이 낮아지고 시생활의 질이 크게 떨어지는 것으로 보고 있다.

→ 우리 아이가 책상에만 앉혀 놓으면 집중을 못 하고 자꾸 뛰쳐나간다고 호소하는 경우에는 시기능 상태를 검사해보는 것이 하나의 방법이 될 수 있다. 아이가 사위가 있다면 정위안과 비교하여 근업에서 주시하는 일이 꽤 힘들 수 있다. 더 나아가 사물을 정확하게 보고 이해하는 능력에도 영향을 미치기도 한다.

사위가 의심되는 증상들

1. 근거리 작업 시에 눈 주위가 당기는 느낌, 졸음, 집중력 저하가 심할 때
2. 가벼운 근거리 작업(15분~20분 정도)에도 눈이 몹시 피곤할 때
3. 근거리 작업 시에 흐릿하게 보였다가 선명해졌다가 하는 현상이 있는 경우
4. 독서 시 읽었던 줄을 다시 읽거나 읽은 곳을 자꾸 놓치는 경우
5. 피곤하면 사물이 두 개로 보였다가 하나로 보였다가 하는 복시현상이 발생
6. 거리감, 주시속도가 저하되어 주차하는 것이 어려움
7. 눈부심을 심하게 느끼고 햇볕 아래에서 유난히 눈을 찡그리거나 한 눈을 감는 행위가 빈번할 때
8. 장시간 버스를 타면 오심, 구토, 어지러움 등의 차멀미 증상
9. 특별한 원인 없이 늘 두통을 달고 사는 경우
10. 사물을 볼 때 머리를 기울이거나 곁눈질해서 보는 경우

Q&A-시력에 대한 오해를 풀자

유독 시력에 대한 이야기에서 "시력은 이랬다더라 저랬다더라..." 등 일반인부터 전문가에 이르기까지 지식에 대한 의견이 상이하고 다양한 속설들이 난무하는 것 같다. 필자는 가톨릭대학교 의과대학 시과학연구소에서 임상 안과 분야를 공부하여 다양한 실험과 연구를 수행하면서 의학 및 의과학 지식을 습득하였고 "Assessment of Optical Quality at Different Contrast Levels in Pseudophakic Eyes: 인공수정체안(백내장 수술 환자)에서 대비도에 따른 광학적 질을 분석한 연구 주제"의 논문(Jounal of Ophthalmology, SCI급 국제학술지)으로 박사학위를 취득하였다. 현재는 안경광학과 교수로서 안과 및 안광학을 연구하는 학자의 길을 걷고 있다. 배우고 경험한 것을 토대로 시력에 관한 속설과 궁금증을 객관적이고 과학적으로 풀어주고자 한다.

일반인들이 가장 궁금해하고 알고 싶어 하는 질문을 선별하기 위해서 20~30대 층

50명, 40~50대 층 50명, 60대 이상 50명, 총 150명에게 설문조사를 하여 공통적으로 많이 선택된 질문 20개에 대한 답을 하는 방식을 취했다.

Q1 우리 아버님이 백내장 증상이 있대요. 꼭 수술을 해야 하나요? 한다면 언제 해야 하죠?

A 백내장(Cataract)은 자외선 누적, 단백질의 변성 등으로 수정체가 혼탁해지는 질환이다. 환자는 눈이 침침하다, 뿌옇다 등의 자각 증상을 호소한다.

백내장은 초기 백내장→팽대(미숙기) 백내장→성숙 백내장→모르가니 백내장 순서로 진행되는데(참고자료: 백내장, 가톨릭대학교 의과대학 시과학연구소 출판), 수정체 혼탁의 정도에 따라서 LOCS grading(Lens Opacity Classification System)으로 진단해왔고 최근에는 객관적인 검안기기로 수정체의 혼탁수치를 재서 과학적으로 백내장의 진행정도를 나타내었다(참고자료: 대한안과학회 연구논문, "수정체 혼탁유형에 따른 객관적 검안기기의 결과").

백내장이 일단 발생하면 상태가 점차 악화되고 자연스럽게 회복되지 않기 때문에 최종적으로는 수술의 도움을 받아야 한다. 환자가 일상생활을 하는데에 지장이 있을 정도면서 LOCS 3~4단계 이상의 성숙백내장의 sign이 감지되었을 때 수술을 시행한다. 그러나 **백내장 진행의 정도가 너무 이른 경우에 수술을 하면 오히려 수술 후 효과가 떨어지기 때문에 전적으로 의료진의 진단과 판단하에 수술시기를 잡는 것이 중요하다.**

Q2 백내장 수술을 하면 눈에 인공수정체를 삽입한다는데 다초점 인공수정체 vs 단초점 인공수정체 중에 어떤 인공수정체 렌즈가 더 좋나요?

A 백내장 수술은 혼탁해진 수정체를 제거하고 그 자리에 인공적으로 만든 수정체 즉, 인공수정체를 삽입하는 것이다.

이때 단초점 인공수정체를 할지? 다초점 인공수정체를 할지?를 고민하는 상황이 생길 수 있다.

일반적으로 과거에는 단초점 인공수정체를 삽입하여 원거리를 보는데 초점을 맞추는 수술을 많이 시행하였다(수술 받은 환자는 근거리를 볼 때 돋보기를 쓰거나, 누진다초점을 착용하곤 하였다). 수술을 하고 나서 원거리는 선명하게 잘 보이는데 중간거리(60~70 cm) 안쪽으로만 와도 덜 보이는 현상이 나타난다고 불편감을 호소하였다.

그래서 최근에는 다초점 인공수정체가 개발되어 중간거리(70~100 cm)와 근거리 33~40 cm의 거리까지 모두 잘보이는 인공수정체가 추천된다.

다초점 인공수정체에는 다양한 초점이 들어있고 complex한 형태로 제작이 되기 때문에 당연히 가격이 더 비싸다. 그렇다면, 다초점 인공수정체는 장점만 있을까? 답은 "그렇지 않다".

하나의 인공수정체 렌즈를 통해서 많은 초점의 성능을 구현하려다 보니 아무래도 광학적 수차(광학적 결함)가 더 발생되고 시력의 최대치 성능이 단초점 인공수정체와 비교해서 아쉬운 면이 있다.

노안이 와서 누진다초점안경을 쓰고 계시는 어르신들이라면 누진다초점 안경과 돋보기안경을 사용할 때의 기억을 떠올리면 이해가 쉬울 것 같다.

누진다초점 안경으로 책을 2~3시간 보는 것과 돋보기안경으로 책을 2~3시간 보는 것 중 어떤 것이 눈이 더 편안하고 잘 보이는지 묻는다면 대다수의 어르신은 후자(돋보기)가 더 낫다라고 답할 것이다. 한 지점의 타깃 거리에서 최대시력, 최대성능을 따져보면 전용렌즈와 다기능렌즈의 성능차이가 존재한다.

그래서 단초점 인공수정체렌즈와 다초점 인공수정체렌즈 사이에서 고민을 하고 있는 환자라면, 평상시 본인의 라이프스타일을 곰곰이 생각해 보면 답이 나올 것 같다.

평생 안경을 써본 적이 없어서 누진다초점 안경, 돋보기안경을 쓰는 것에 대한 거부감이

있거나 선명한 시력에 대한 집착이 없다면 다초점 인공수정체를 삽입하는 수술이 만족도가 높을 것이다. 그런데 원거리 시력이든, 근거리 시력이든 간에 조금이라도 더 **정교한 시력을 원하고 평상시 돋보기안경을 쓰는 것에 대해서 거부감이 없다면 단초점 인공수정체를 삽입하는 편이 적절하다.** 추가적으로 정보를 제공하자면, 다초점 인공수정체 렌즈도 종류별로 성능차이가 존재한다. 다초점 인공수정체 렌즈는 대표적으로 굴절형 인공수정체와 회절형 인공수정체가 시중에 출시되어 있다. 두 렌즈의 성능은 장단점이 있기 때문에 절대적으로 한쪽이 좋다고 판단할 수는 없다. 그래서 렌즈별로 장단점을 잘 파악하고 본인의 라이프스타일에 맞는 렌즈를 선택하는 것이 최적이라고 할 수 있다. 일반적으로 임상연구에서 굴절형 인공수정체 렌즈의 대다수가 회절형 인공수정체렌즈와 비교하여 동공크기에 영향을 적게 받는 장점이 있고 중간거리시력이 더 나은 것으로 알려져 있다. 그 대신 근거리 시력은 회절형보다 조금 떨어지는 결과를 보이기도 한다(출처: 대한안과학회지. “M-plus 다초점 인공수정체의 임상성적” 연구논문 內 발췌).

아래 내용은 필자가 2014년도에 대한안과학회에 실험결과를 발표한 자료를 첨부한 것이다. 시광학실험실에서 인공적인 눈 시스템을 만들었는데 레이저광선, CCD 카메라, pupill 카메라, 웨이브프론트 센서 등을 이용하여 옵티컬 벤치에서 인공수정체의 광학적 질을 평가한 실험이다.

대표적인 굴절형(Refractive type)의 다초점 인공수정체인 M-plus 제품과 회절형(Diffractive type)의 다초점 인공수정체인 AT LISA(809M)를 Optical bench system에서 광학적 질(Optical quality)을 simulation하였는데 중간거리와 근거리에서 차이를 볼 수 있었다.

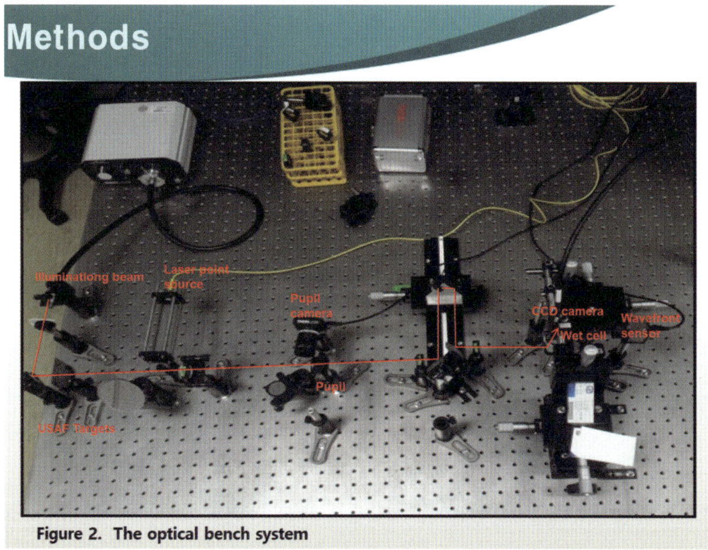

*인간의 눈을 옵티컬 벤치에서 광학적으로 구현한 시스템이다.

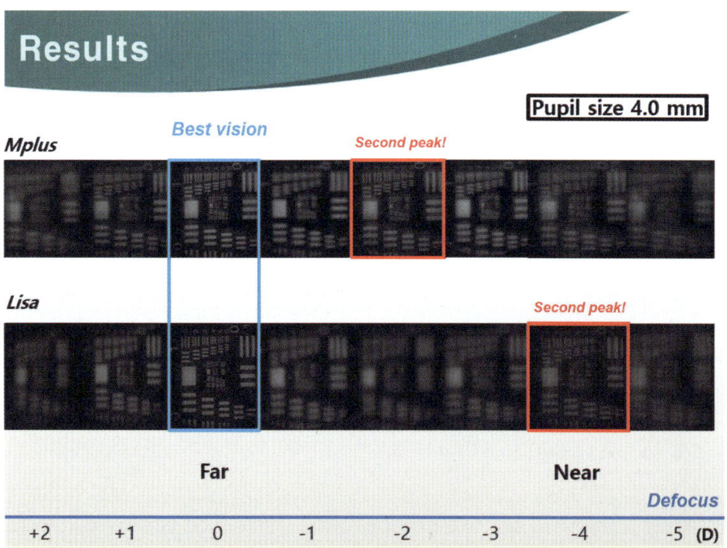

*두 타입의 인공수정체렌즈를 옵티컬벤치에서 실험한 내용이다.
굴절형(Refractive type)의 다초점 인공수정체인 M-plus는 중간거리에 강점을 보인 반면 회절형(Diffractive type)의 다초점인공수체인 AT LISA(809M)는 근거리에서 더 나은 광학적 질을 나타냈다.
출처: 대한안과학회. "굴절성 인공수정체와 회절성 인공수정체의 Optical quality 평가" 학술연구 발표 內 발췌.

Q3 라식(LASIK), 라섹(LASEK) 수술은 안전한가요?

A 라식(LASIK, laser-assisted in situ keratomileusis) 수술은 근시, 원시, 난시 등의 굴절이상을 교정하는 굴절수술의 하나의 유형이다. 안과전문의에 의해 수행되며 각막의 상부층(상피와 보우만막)을 펨토초레이저, 초정밀 각막절삭기를 이용하여 절편을 만들고 나서 절편을 뒤로 젖힌 후 각막실질을 엑시머 레이저(193 nm)로 절삭하는 것이다.

마치, 각막을 솥뚜껑 열듯이 열었다가 레이저로 실질을 조사한 후 닫는 형태의 수술로 회복될 상피가 없어서 회복이 빠르고 통증이 적다. 하지만, 각막 뚜껑이 완전히 아물지 않는 경우나 외부의 큰 충격으로 각막이 밀린다면 시력이 다시 저하되는 위험도 존재한다. 라식 수술이 제한되는 자는 도수가 너무 높은 고도 근시이거나, 각막이 얇은 자에게는 수술이 제한된다는 점이다. 2011년 기준으로 미국에서만 11,000,000건 이상 시술되었고 전 세계적으로는 28,000,000건 이상 시술되어 case 연구가 많이 확보된 수술로 안정성이 검증되었다. 미국 백내장 굴절수술학회(The American Society of Cataract and Refractive Surgery)에서는 국제 임상저널의 3,000건 이상의 연구에 대한 환자 만족 메타 분석을 한 결과, 과거 10년부터 현재까지 라식 환자들의 만족도가 95.4%에 달한다고 발표하였다.

라섹(Laser-Assisted Sub-Epithelial Keratectomy)은 희석된 알코올로 얇은 각막상피편을 만들어 열어 젖힌 후, 각막 실질을 레이저로 절삭하여 각막의 굴절력을 감소시키는 원리이다. 최근에는 상피부터 실질조직 수술까지 엑시머레이저를 이용한 One-step으로 진행되는 올레이저 라섹이 일반적이다. 라섹 수술은 라식 수술보다 각막절편에 의한 합병증, 즉 각막편 주름, 불규칙 절편 등이 없으며 외부의 물리적 충격에 강하다. 라식은 각막절편을 만드는 과정에서 각막 표면으로 진행되는 말초신경이 손상되는데 이 신경이 재생되는 6~18개월까지는 건조하고 눈물막이 불안정해지는 단점이 존재한다. 그러나 라섹은 그러한 문제에서 비교적 자유롭고 라식 수술이 부적합한 경우(각막이 얇거나 고도 근시환자)에도 적용이 가능하다. 라섹 수술도 오랫동안 케이스 연구가 축적되었기 때문에 안전한 수술로 알려져 있다.

스마일라식(SMall Incision Lenticule Extraction LASIK)은 각막을 최소로 절개하는 수술이라는 의미를 내포하고 있다. 기존의 라식 수술과 비교하여 각막의 절개창이 10분의 1수준이다. 1세대 라섹과 라식은 각막 표면을 투과하지 않는 엑시머 레이저 기술 기반으로 어쩔 수 없이 각막상피가 손상되었는데 스마일라식은 펨토세컨 레이저 기술로 각막상피를 손상 없이 레이저를 투과시키는 획기적인 수술법이다. 펨토초 레이저로 각막상피와 보우만막을 통과하여 각막의 세 번째 층인 실질조각(Lenticule)을 교정해야 할 양만큼만 레이저로 조사한 후 약 2 mm의 절개창(Small incisiion)을 통해서 의사가 직접 핀셋으로 실질을 빼내는 수술이다. 각막의 상층부를 안전하게 유지시키기 때문에 각막의 강성도가 좋고 탄탄하다. 그래서 각막의 모양이 다시 근시화되는 근시퇴행의 발병률이 매우 낮다.

최근에는 스마일라식이 대중화되고(초고도 근시 약 10 D까지도 수술 가능) 안정성을 입증받아서 스마일 수술의 비중이 매우 높아지는 상태이다. 전 세계적으로 수백만 명 이상이 스마일라식을 받았고 인구 당 수술 건수, 수술 스킬 등 한국 안과 의사의 수술 실력이 세계 최정상급인 것으로 알려져 있어(한때 한국의 스마일라식 건수가 독보적인 세계 1위였다) 많은 외국인도 굴절교정 수술 투어를 하러 한국에 방문하는 실정이다. 다만, 스마일라식 수술의 핵심인 각막 실질조각의 분리 및 제거를 의사가 직접 하기 때문에 의사의 숙련도, 실력이 환자의 술 후 시력에 크게 영향을 미친다. 병원을 꼼꼼히 따져보고 선택해야 한다.

지금까지 언급한 세가지 수술 모두 안경이나 콘택트렌즈를 벗는 수술로 각광받고 있으나 안구의 성장이 끝난 성인(20세 이후)에게 적용이 가능하다는 점과 예상치 못한 광학적 수차의 발생, 술 후 야간에 빛 번짐, 안구건조증 현상은 한계점으로 알려져 있다.

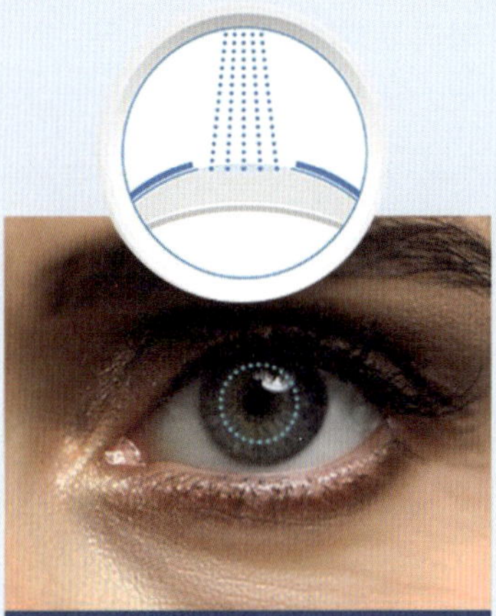

라섹

각막상피 제거

–

각막이 얇은 경우도 수술 가능
외부충격에 강함

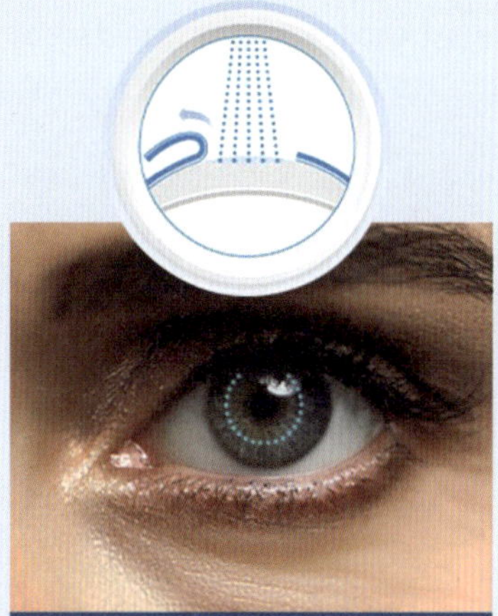

라식

각막절편 생성

–

통증이 적고 회복이 빠름
각막혼탁이 매우 낮음

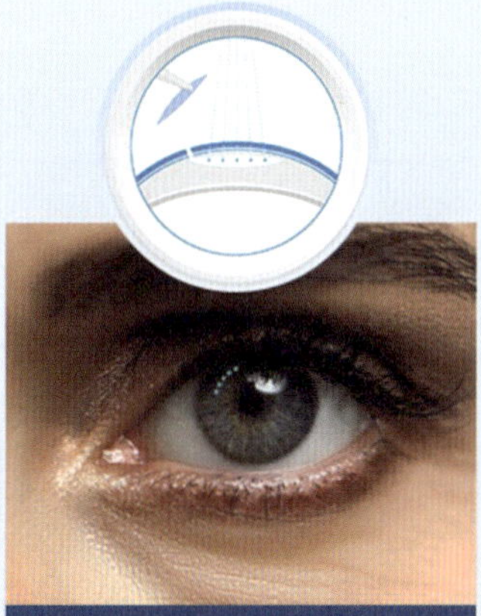

스마일

각막 절편 無생성 최소 절개술

–

통증이 적고 회복이 빠름
외부 충격에 강함
안구건조증, 각막혼탁, 원추각막 발생 낮음

출처: CK 성모안과–EBS 명의 주천기 원장님 자문

Q4 우리 아이가 자꾸 TV에 가까이 가서 시청을 하려고 해요. 어떡하죠?

Ⓐ 근시의 대표적인 증상은 TV에 자꾸 다가가서 시청하는 것이다. 가까이 가서 시청하려는 이유는 잘 안 보여서이다. "가까이 가서 TV를 보지 마라. 눈 나빠진다."고 계속하여 혼을 내고 어르고 달래도 소용이 없다. 오랜 시간 동안 가까운 거리의 물체를 집중해서 보면 섬모체근(안구 내부의 근육)이 경직되고 탄력성을 잃게 되어 원거리의 물체가 잘 보이지 않는 증상이 발생된다. 잠시 가까이에서 TV를 보았다고 곧바로 눈이 나빠지는 것은 아니지만 올바른 시력 발달을 위해서 최소 2~3 m 이상의 거리에서 보게 하는 것이 좋다. 그런데 **주의를 주었음에도 불구하고 아이가 자꾸 가까이 접근해서 TV를 보고자 하는 행동을 반복한다면 이미 근시가 발생했을 확률**이 높기에 이때는 안과, 안경원에 가서 시력검사, 굴절이상 검사를 받아보는 것이 좋다.

Q5 안경도수를 맞추려는데 안과 vs 안경원 어디를 방문하면 좋을까요?

Ⓐ 필자가 병원에서 근무할 때 환자로부터 이러한 질문을 많이 받았었다.
아마 질문하는 환자는 다음과 같은 생각을 가지고 있었다고 짐작된다.
첫째는, 안경렌즈는 눈에 적용되는 의료용구인데 병원에서 검사를 진행해야 안전하고 신뢰할 수 있지 않나?
둘째는, 안경원보다는 그래도 대형병원에서 더 좋은 눈 검사기기로 전문적인 검사서비스를 받을 수 있지 않을까?
셋째는, 안경사보다 안과의사 선생님이 직접 검사하는 것이 낫지 않을까? 등의 생각이다.
2019년 fn아이포커스 신문기사에서 갤럽의 통계조사를 보면 국민의 68.8%는 안경원에서 시력검사를 받는다고 보도되었으나 (출처: https://www.fneyefocus.

com/news/articleView.html?idxno=13210) 일반 국민들 인식 속에서는 병원이 아닌 안경원에서 시력검사와 굴절검사를 받는 것을 못 미더워하고 걱정하는 경우가 종종 있다. 병원은 목숨을 살릴 수 있는 곳, 전문성이 크게 존중되는 곳으로 생각이 되어 더 신뢰가 가기 마련이다.

하지만 필자의 견해를 밝히자면, **시력을 측정하고 도수를 정밀하게 조정하는데 있어서는 안경사의 역량이 최고라고 생각한다.**

그 이유를 설명하자면, **안경사는 대학의 안경광학과에서 보통 3~4년의 시간 동안 시력측정, 안경도수 측정 실습을 수없이 반복 학습한 이들이다(정규대학과정에서 시력 측정 및 도수 검사에 관해 가장 긴 시간을 교육받는다).** 졸업 후 국가고시를 응시하여 면허시험을 Pass하면 안경사로 일을 하면서 또 다시 시력검사, 도수 조정 등의 업무를 무한히 반복하게 된다. 안경도수를 측정하는 작업은, 굴절검사학(안경도수 검사하는 이론)이란 이론과목을 배우고 나서도 계속해서 다양한 상황 속에서 경험적으로 체득되는 부분도 꽤 크기 때문에 오랜 기간 쌓인 검사 노하우를 무시할 수 없다. 안경사는 수많은 사람들에게 "안경이 어색하다, 어지럽다, 적응이 안된다."하는 등의 다양한 클레임과 피드백을 받는다. 특히 **개인 맞춤형 렌즈나 누진다초점렌즈 등의 처방은 양 눈의 동공간 거리(=PD), 안경테 하부림에서 동공까지 수직거리(=Oh) 등의 미세한 수치를 특별히 신경 써야 하고, 환자의 주관적인 누진렌즈 적응도를 면밀히 체크해야 한다(단순히 도수 이외에도 PD, Oh, VD, 안면각, 경사각 등을 고려한 미세조정이 안경적응의 성공률을 좌우한다).**

또한 **평상시 안경을 쓰는 습관과 독서 시 성향, 시선의 움직임, 누진렌즈 시험렌즈 착용테스트가 필수적이기 때문에 누진렌즈는 안경원에서 검사를 진행할 수밖에 없다.**

그리고, 일반적으로 안경원이 병원보다 고가의 검안장비(Autorefractor, Phoropter)를 매입하고 투자하는 편이다. 그 이유는 도수 검사 및 안경적응의 문제가 안경사의 메인 업무이고 안경원의 매출, 수익과 직결되기 때문이다. 아무래도 안경을 맞췄는데 어지럽고 불편감이 발생하면 고객은 해당 안경원에 재방문하지 않을 가

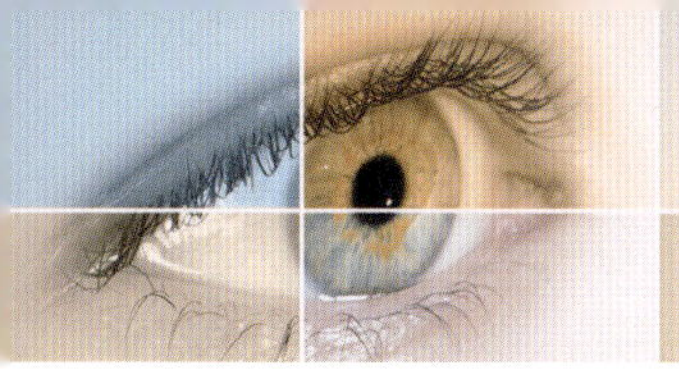

능성이 높다. 그래서 안경사는 고객의 안경도수 검사 및 적응에 대해 온 신경을 다 쏟아붓고 부단히 노력한다. 그렇기에 실력이 늘지 않을 수가 없다. 무엇보다도 안과에서 도수 검사를 하는 일이 큰 의미가 없는 것은, 대부분의 안과 검사실에서 시력검사, 도수 검사를 검안사라고 불리는 안경사가 대신하게 된다. 개인병원에서도 대학병원에서도 시력검사, 도수 검사를 안경사가 주 업무로 담당하고 있다.

하지만 **안과병원의 선(先) 방문이 반드시 필요한 경우**가 있다.

생애 첫 안경을 쓰는 경우이거나, 눈의 질환과 관련하여 그동안 단 한 번도 안과를 방문하지 않은 사람은 안과에서 전반적인 눈 검진을 받고 안경원을 방문하는 것이 적절하다. 그 이유는 시력 저하의 대다수는 굴절이상(근시, 원시, 난시)이지만, 단순히 시력 저하가 굴절이상 외에 안질환의 문제인 경우도 있고 굴절이상과 혼동될 여지도 있기 때문이다(성인의 안과검진의 권장주기는 대략 1년, 어린아이는 6개월에 한 번 정도가 권장된다).

또한 **처음 안경을 쓰는 어린아이는 조절력이 상당히 강한 나이대이기에(본문 p.28에 조절력 표 언급) 한 번은 조절마비제 점안 후 자각식 굴절검사를 해 볼 필요는 있다.**

조절마비제를 사용한 검사법은 병원에서도 특수한 경우를 제외하고는 흔히 사용되지는 않는다. 조절마비하에 진행한 검사결과 값을 최종도수값으로 쓰기에 부담스러운 부분도 있기 때문이다. 약물점안 후 동공이 커진 상태에서 잰 굴절검사 값이 실제 우리의 실생활에서의 동공상태와는 분명한 차이가 있기 때문에 오차가 존재하고 약물이 가지고 있는 부작용 부분도 우려스럽기 때문이다.

현재 우리나라의 시력검사에 대한 의료보건 법규의 내용을 참고하면 법적으로 만 6세 이하의 아동은 안과에서만 검사를 진행할 수 있도록 되어 있다.

필자가 여러 가지를 상황을 종합적으로 생각해 본 바, 독자분들의 사랑하는 자녀의 시력검사 장소에 대해서 아래와 같이 정리하고자 한다.

생애 처음 시력 저하를 느낀 경우, 만 6세 이하인 경우이거나 그 나이즘이라면 혹시나 발생할 수 있는 안질환의 검진 및 예방 차원에서 안과를 먼저 가서 안질환 유무와 다양한 시

기능 검사를 시행하고 나서 안경원을 찾는 편이 낫다고 생각이 된다. 그 외에 7세 이상, 안경을 계속 쓰던 사람, 일반 성인, 노인분들의 누진다초점 안경의 경우는 안경원에서 시력검사와 굴절검사를 곧바로 진행하는 것이 합리적이라고 생각이 든다. 안경원에서도 시력적인 문제를 확인하고 굴절이상을 교정하고 나서 시력의 향상이 없거나 안질환이 의심될 때는 안과 진료를 받도록 반드시 안내를 해주기 때문에 크게 걱정할 필요는 없다.

Q6 도수 검사: 기계 vs 인간, 기계로 검사하는게 더 정확한가요? 사람이 검사하는게 더 정확한가요?

A 결론부터 말하면 인간의 승리이다. 4차산업혁명 및 AI시대를 살고 있는 현 시대이지만, 안경을 쓰기 위한 도수 검사는 아직도 기계 및 첨단장비 검사보다는 검사자와 피검사자간의 소통방식을 기반으로 한, 사람이 직접하는 검사(문답식 자각식 굴절검사)가 우월하다. 아무리 광학적으로 완성도 높은 검안장비가 출시되었다고 한들, 인간의 시각기능이라는게 광학적으로만 측정하고 따질 수 없기 때문이다. **기계는 인체의 다양한 생리학적인 변수를 종합적으로 판단하여 도수를 정하지 못하기 때문에 반드시 도수 결정에는 피검자와의 대화가 필요하고 검사자가 최종적으로 미세조정을 해야 한다.** 과거에 필자가 박사과정 시절에 겪었던 이야기를 하나 풀어보겠다. 내가 연구하던 병원에 스페인에서 개발된 오카스라는 검안장비가 들어오게 되었는데 그 기기는 당시 한국에 몇 대 없는 상황이었다. 후에 가격 이야기를 듣고 꽤나 놀랐었다. 오카스는 인간의 눈을 광학적으로 세세하게 수치화하고 객관적으로 분석 가능하여 그 당시 연구 트렌드와도 맞았고 p.75의 연구논문 내용처럼, 백내장 환자에게 적용되거나 라식 수술 전후 환자의 광학적 개선을 평가하는 데에 매우 객관적이어서 활용도가 좋았다. 그런데 기기를 다루면서 놀라운 점을 알게 되었는데 환자의 광학적 질을 측정하면 교정해야 할 안경도수, 교정 후의 예상시력, 상의

집속도, 대비감도 등 다양한 데이터를 얻을 수 있었고 시뮬레이션이기는 하지만 망막에 맺히는 가상의 초점 상(Image)을 볼 수 있어서 파격적이었다. 망막에 맺힌 초점 상을 볼 수 있고 상의 집속도를 수치로 알 수 있다는 것은 엄청난 일인데 왜 그러한지 설명하겠다. 지난 수백 년이 넘는 세월 동안 도수 검사에 있어서 환자와 문답식 과정을 통한 검안법을 사용해왔다. 교정렌즈의 가감으로 환자의 초점이 망막에 대략 어디쯤에 와있는지를 환자의 대답에 의존하여 유추해나갔다. 환자와 문답을 진행하는 과정에서 검사자는 "아, 이 정도 시력이면 망막에 어디쯤 초점이 와 있겠구나."하고 예상하면서 검사를 진행한다. 그런데 이 검안장비로 환자의 눈을 측정하면 문답과정 없이 환자의 교정도수와 예상시력을 알 수 있고 모니터에서 망막에 맺힌 상을 볼 수 있다고 하니(마치 눈 속을 들여다보는 것처럼) 얼마나 큰 충격이었겠는가?

다음 그림은 당시 측정했던 검사 결과지로 일부를 공개해보겠다.

참고자료

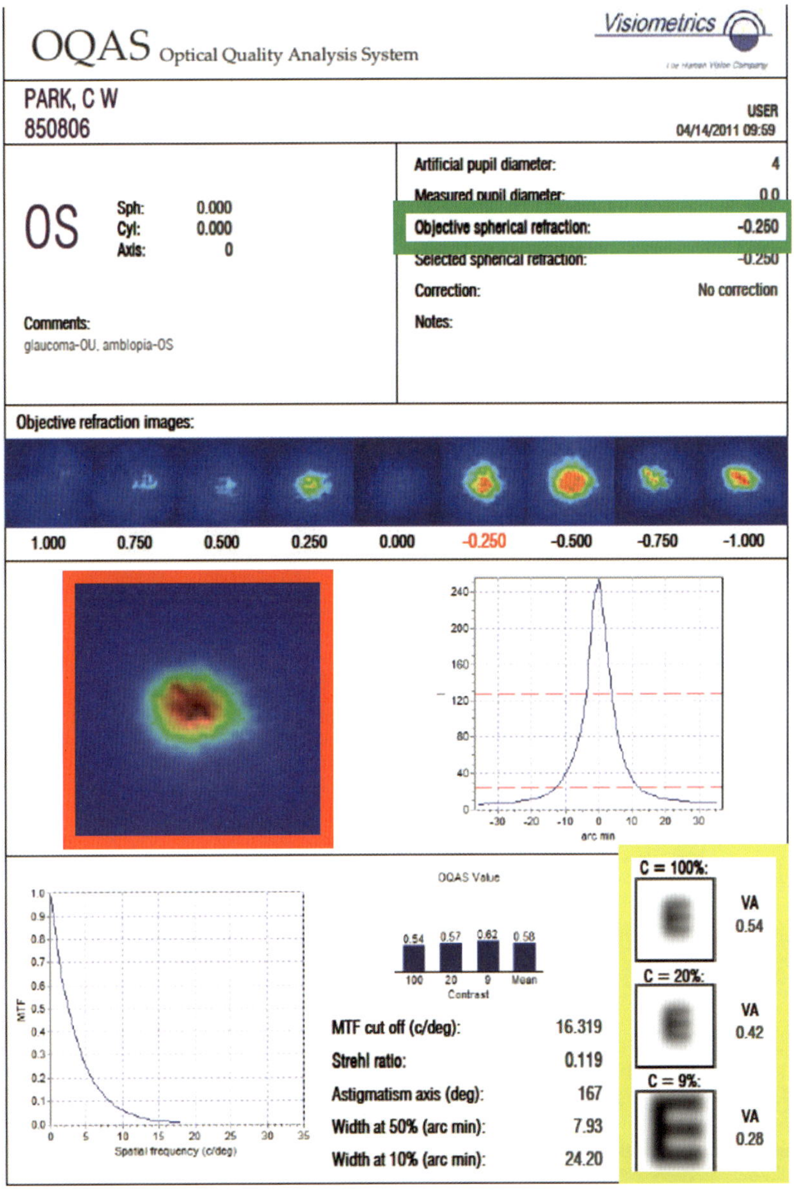

*녹색 표시는 환자가 교정되어야 할 도수, 빨간색 표시는 망막에 맺힌 초점을 가상적으로 표현해 낸 이미지, 노란색 표시는 교정했을 때 예상되는 환자의 가상시력이다. 그 외에도 광학적 데이터들이 매우 많다.

출처: 대한시과학회 학술발표 內 발췌 "광선추적과 더블패스 방식으로 측정한 시력의 질적 평가 비교"

필자는 사실 이 기기와 처음 마주했을 때, "인간이 수행하는 검안분야 중 하나인 도수 검사는 이제 이런 류의 기기로 대체되겠구나."하고 생각을 했다. 인간의 업무를 기기에게 빼앗긴다는 생각에 씁쓸하고 한편으로는 위협적이기도 하였다. 그런데 섣부른 오산이었다. 이 검안장비의 수정체 혼탁도 계산, 대비감도, 조절력 범위 측정 등 다른 기능들은 매우 정확하고 놀라울 따름이었지만 도수측정에 있어서는 자각식 굴절검사 값과 차이가 있었다. 약 3천 명을 넘게 측정하고 분석한 결과 실제 안경의 최종도수를 정하는데 한계점이 드러났다. 오직 인간의 눈을 광학적으로만 분석하고 생리학적인 부분을 반영하지 못하기에 실제 환자들의 최종도수를 정하기에는 무리가 있었다. 그래서 최종처방으로는 자각식 굴절검사(환자와 소통방식의 검사)를 거쳐서 마무리하는 것이 정확하다는 결론을 얻게 되었다. 이 기기도 기존의 Autorefractor(안경원 or 안과에 가서 검사할 때 사용하는 기기: 내부의 그림을 타깃으로 주시하는 기기)처럼 인간이 검사를 진행할 때 참고치로 활용하면 될 것이다.

Q7 제가 시력검사를 받을 때, 검사자의 질문에 똑바로 대답을 하지 못한 것 같아서 걱정이에요!

A 시력검사 및 굴절검사에서 "피검자와 검사자 간의 문답식 굴절검사"가 매우 중요하고 여전히 최종도수를 정하는 데 있어서 결정적이라고 언급하였다.
그런데 피검자인 당신의 대답이 검사결과에 영향을 미칠 확률은 매우 적다. 물론 악의적으로 "계속 안 보인다", "선명하지 않다"고 거짓 대답을 한다면 검사자가 혼란에 빠질 수 있고 그로 인해 검사시간이 더 길어지고 오차가 발생할 확률이 상승할 수는 있다. 하지만 피검자가 실수로 한두번 잘못 대답하는 등의 일반적인 상황에서는 검사결과에 큰 영향을 주지 않는다. 그리고 대다수의 노련한 검사자는 피검자의 답변의 속도, 어조만으로도 어느 정도 선명하게 보이는지, 시력이 어느 정도 교정이 되었는지, 만족할 만한 수준에 근접하였는지를 예상할 수 있다. 게다가 검사자에게는 Autorefractor에서 나온 참고 수치가 있고 그 외에도 기존에 계속 쓰고 있었던 안경(구안경), 맨눈시력(나안시력) 등의 다양한 정보를 통해서 대략의 안경처방 도수 범위를 알고 있다.

그래서 "나의 대답의 실수로 인해 검사결과에 오류가 생기면 어쩌나~"하는 걱정을 하며 전전긍긍할 필요는 없다.

Q8 시력훈련, 기적의 시력증진, 근시 치유운동 등이 열풍인데 과연 효과가 있나요?

A 동화 속 마법처럼 기적의 시력 향상 및 치유법이 있다면 필자에게 꼭 알려주길 바란다. 그런 방법이 있다면 집중적으로 수행하여 나부터 안경을 벗어보고 싶다.

만약에, 기적의 치료법이 존재하여 널리 전파되었다면 세계 수십억 안경착용자 인구가 급격하게 줄어드는 믿을 수 없는 일이 일어났을 것이다. 그리고 그 비법을 개발한 분은 노벨상 후보로 거론되지 않았을까? 하는 생각이 든다. 인류의 안보건 역사에 유례없는 엄청난 업적을 세우는 일이다. 110년 전에 굴스트란드 교수(평생 눈을 연구한 안과학자)가 노벨생리의학상을 수상한 것보다 더 큰 스포트라이트를 받았을 것이다(참고로 최근 10년간 노벨상 수상자 77명을 대상으로 한 통계를 보면, 생리의학 분야에서 노벨상을 수상하기까지 총 연구시간은 평균 31.1년이 걸렸다고 한다).

개인적으로 요즘 SNS에서 유행하는 드라마틱 한 시력증진 효과를 크게 맹신하지 않는다. 그렇다고 아예 효과가 없다고 무시하거나 치부하지도 않는다. 분명히 인체생리학적으로 도움이 되는 원리나 과학적 근거가 부분적으로는 인정되는 바가 있다(p.177에 눈에 도움이 되는 눈 훈련 방법에 대해서 언급). 적절하고 꾸준하게 시훈련을 시행하면 일부 효과와 시력 증진을 느낄 수 있는 운동법, 시습관도 존재한다. 하지만 시훈련만으로 0.1 시력이 1.0이 되거나 평생 안경을 쓰던 사람이 안

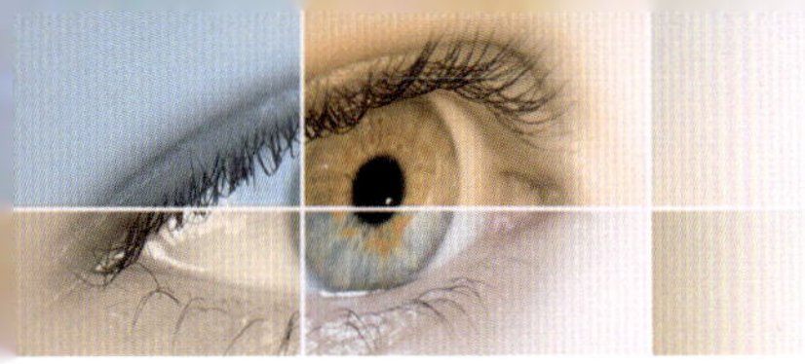

경을 벗거나, 녹내장, 백내장을 앓고 있던 사람이 자연 치유되는 그런 기적은 현실 세계에서 일어나지 않는다.

가만히 생각해보라. 당신이 알고 있는, 이 나라에서 가장 영향력 있는 사람들(대통령, 삼성, 현대 등 재벌가 총수) 대부분 아직 안경을 벗지 못하고 있지 않는가?

Q 9 내가 노안인지 쉽게 알아볼 수 있는 방법이 있나요?

A 본문 p.29의 내용을 참고하여 가까이 볼 수 있는 최소 거리를 체크해보는 것이다. 근용시표를 바라보았을 때 가장 가까이 접근해서 볼 수 있는 거리가 만약 30 cm 이상 떨어져 있다면, 노안이라고 판단해 볼 수 있다. 이미 조절력이 많이 감퇴되었다는 의미이기에 근거리 작업 집중도가 현저히 떨어져서 불편감이 생긴다. 또한 조금만 작업을 해도 눈의 피로감이 크기 때문에 필요에 따라서 돋보기(근거리 교정안경) or 누진다초점안경을 착용하는 것이 좋다.

Q 10 눈 검사를 받았는데 "−3.00 D(디옵터)라고 합니다." 이 정도면 괜찮은가요?

A 일반적으로 근시안의 도수 구분을 −0.25 D~−2.75 D까지를 경도 근시, −3.00 D~−5.75 D까지를 중등도 근시, −6.00 D~−8.75 D까지를 고도 근시, −9.00 D 이상을 초고도 근시라고 한다.

질문을 한 사람은 −3.00 D의 근시이므로 중등도 근시 구간에 속하게 된다. 경한 정도의 근시와 고도 근시의 중간정도라고 이해하면 되겠다.

안경도수의 단위는 보통 0.25 D의 단계별로 구분이 되어있고 한 단계의 도수 당 시력표에서 한 줄 정도의 시력차이가 난다고 생각하면 된다(대략적인 예측도임).

예를 들어, −0.50 D의 근시이면 두 단계의 도수이므로 1.0시표 줄에서 두 줄 위에 있는 0.8 시력을 읽을 정도라고 생각하면 된다. 1.25 D의 근시라면 0.25 D×5(단계) = 1.25 D이므로 다섯줄 위에 0.5 정도의 시력을 가진다고 이해하면 된다. −2.25 D의 근시라면 0.25 D×9(단계) = 2.25 D이므로 1.0시표에서 9줄 위에 0.1 시표를 간신히 읽을 정도의 시력이 예상된다. 어디까지나 대략적인 예상치일 뿐 인간의 눈은 생리학적 변수가 많기 때문에 참고만 하면 되겠다.

아래는 안과학 분야에서 저명한 국제 학술지의 발표자료이다.

참고자료

나안시력(맨눈시력)	평균 근시 도수(D)
20/30=0.66	0.62
20/40=0.5	0.75
20/50=0.4	0.87
20/60=0.33	1.00
20/80=0.25	1.25
20/100=0.20	1.50
20/150=0.13	1.87
20/200=0.10	2.25

*나안시력에서 분수식은 미국식, 소수식은 한국식 시력표기법이다.

출처: Archives of Ophthalmology의 연구논문(Relation of visual acuity to myopia) 內 발췌

Q 11 도수가 계속 높아지면 실명하나요?
안과에 방문할 때마다 도수가 높아져요. 걱정됩니다.

A 일반적으로 시력은 7세쯤에 완성이 되는데 그때부터 근시가 시작된다. **근시는 7~20세 기간(학령기) 동안 점차적으로 도수가 높아져서 "학교근시"라고 한다.** 병적인 근시가 아니라 비교적 단순한 굴절이상의 문제인 경우가 많기 때문에 "단순근시"라

고도 한다. 통상 −6.00 D 이하의 근시를 말하는데 20세쯤 되면 근시 도수의 변화가 멈춘다. 안경알이 두꺼우면 "눈이 많이 나쁘다"며 크게 걱정을 하는데 교정한 최대시력이 잘 나오면 크게 걱정할 필요는 없다.

그런데 병적근시 or 진행성근시(보통 −6.00 D 이상임)인 경우에는 20세가 넘어서(성인이 되어서도) 근시의 도수가 높아지는 경우도 있는데 매우 드문 케이스다. 만약에 본인이 진행성 근시라고 진단을 받았다면 안과검진을 자주 받는 것을 추천한다. 유리체 출혈, 망막위축, 망막박리 등의 합병증이 동반될 수 있기 때문이다. 그렇지만 **도수가 계속 높아지더라도 근시만으로 실명을 할 확률은 극히 희박하다.**

Q 12 부모의 시력이 자식에게 유전되나요?

A 아래 내용은 대다수의 안질환, 굴절광학 교과서에 언급되는 내용이다.

→ 경도, 중등도 근시인 경우에는 보통 단순 근시로 유전성과 관련이 적다. 대개 근시 도수가 매우 높은 경우에는 안축장이 길어서 발생하는 축성근시에 해당되는데 이는 유전성의 확률이 높은 편이다. **아버지와 어머니 두 분 모두 근시 도수가 고도근시 이상인 경우에는 자식에게 유전될 가능성이 높다.**

Q 13 안구건조증 때문에 인공눈물을 자주 넣는데 해로울까요?

A 인공눈물은 부족한 눈물량을 보충해주어 눈 표면을 촉촉하게 해주는 역할을 한다. 눈의 건조감, 피로감, 자극감을 일시적으로 개선시켜준다. 하지만 인공눈물을 필요 이상으로(습관적으로) **자주 넣게 되면 눈물샘을 관장하는 신경이 외부에서 들어오는 인공눈물에 적응되어 자체적으로 생성하는 눈물량을 줄이게 된다. 일반적으로 하루에 4~6회 정도의 점안이 적당하다고 한다.**

Q 14 안압이 높아 녹내장의 위험성이 있다고 하는데 평상시 주의해야 할 사항들이 있나요?

A **눈 내부의 안압이 올라가지 않도록 관리되어야 한다.** 안면에 압력이 상승되는 행위를 하지 말아야 한다. 예를 들어 과도한 무산소 운동, 물구나무 서기 등은 안압을 일시적으로 높일 수 있다. 넥타이를 매는 행위도 좋지 않은데 꼭 해야한다면 느슨하게 매는 것이 좋다. 최근 보고에 의하면 녹내장 발병은 안압뿐만 아니라 시신경의 혈류 흐름과 연관성이 있다는 연구가 발표되었다. 그래서 금연, BMI 지수, 성인병(당뇨, 고혈압) 등의 관리가 중요하다. 맵고 짠 음식은 혈압을 높이는데 안압은 혈압과 매우 밀접한 관련이 있어서 음식관리도 중요하다. 또한 물을 한번에 많이 섭취하는 것도 안압의 상승에 영향을 준다. 그 외에 어두운 곳에서 오랫동안 작업을 하는 것도 삼가야 한다. 어두운 환경에서 동공이 커지는데 이때 홍채가 방수(눈 내부의 물)길을 막아서 안압이 높아지기도 한다.

Q 15 시력을 잴 때마다 시력변동이 큽니다.

A 일반적으로 시력은 피검사자와 검사자간의 문답식으로 진행되기 때문에 어느 정도의 오차는 발생할 수 있다. 또한 **피검사자의 당일 컨디션도 시력에 영향을 주는데 시력표 상에서 두줄 이상의 차이가 아니라고 하면 크게 신경 쓸 필요는 없다.** 보통 **당뇨, 고혈압 등의 성인병 기저질환**을 가진 경우에는 시력의 변동 폭이 큰 편이다. 그리고 **식사를 거르고 굶은 상태라던지, 전날에 잠을 거의 못 잤을 경우에도 컨디션에 따라 시력 변동**이 있을 수 있다.

Q 16 난시가 있다고 하는데 반드시 교정을 해야 할까요?

A **근거리를 집중해서 보는 직업이거나 학업을 하는 사람의 경우는 난시를 교정해주는 것이 좋다.** 난시가 어느 정도 존재해도 눈을 찡그려 보는 행위로 1.0시력에 가깝게 나올 수 있기 때문에 "그럭저럭 잘 보이는데 안경을 괜히 왜 써?"라고 생각할 수 있다. 시력이 좋기 때문에 본인은 스스로 안경을 안 쓰려는 경향이 있다.

난시가 있는 눈은(본문 p.22 참조) 점 결상이 아닌 전초선, 후초선 등의 비점결상을 하게 되는데 선명한 결상을 이루기 위해(초선들이 서로 가까워지도록) 조절이 발생한다. 이를 조절성 안정피로라고 한다. 그래서 **난시안은 필연적으로 눈이 쉽게 지치고 피로를 느낄 수밖에 없다.** 교과서에는 난시량 0.75 D 정도까지를 생리적 난시라고 하여 허용범위 수치로 보고 있고 1.00 D 이상의 난시는 정확하게 교정하는 것을 권장한다.

*안질환 교과서를 참고하면(안질환, 일조각), 난시 1.50 D 이상의 눈을 교정하지 않고 방치하면 약시가 올 수 있다고 한다.

Q 17 원시가 있다고 하는데 반드시 교정을 해야 할까요?

A 보통 근시나 난시가 있다면 안경쓰는 것에 대한 거부감이 적다. 왜냐하면 사물이 흐려보여서 불편하기 때문이다. 그런데 원시의 경우는 도수에 따라 다르지만 아주 높은 원시 도수가 아닌 이상은 나안시력(맨눈시력)이 정상에 가깝게 나온다. 1.0 이상의 시력이 나오는 경우도 많다. **원시는 정상 눈에 비해서 눈의 총 굴절력이 낮은 상태인데 일상생활에서 정상 눈의 상태(약 59 D의 상태)를 유지하기 위해서 항상 조절(내안근이 수축하는 일)을 한다(본문 p.21 참조). 정상 눈은 멀리 볼 때 조절 발생 없이 편안하게 주시하는데 원시안은 멀리 보던 가까이 보든 간에 항상 내안근(섬모체 근육)이 힘을 줘서 조절을 해야 하는 눈으로 조절성 안정피로가 크다.**

원시교정 및 처방에 대해서 교과서적으로 답을 하자면

1. 시력이 완성된 시기(7세) 이후에도 원시가 있고 눈의 피로, 두통, 열감, 건조감 등의 자각증상이 느껴진다면 교정해야 한다.
2. 시력의 완성 시기 전에, 약시나 사시가 우려되는 어린이 원시라면 교정하여 원활한 시기능을 할 수 있도록 하는 것이 중요하다.
3. 미국안과학회 규정을 참고하면 원시 도수 1.5 D 이상은 약시를 유발할 수 있어서 반드시 처방할 것을 권유하고 있다(근시 도수는 3.5 D 이상이면 교정 권장).

Q 18 시력이 좋을수록 노안이 빨리 오나요?

A 정시안과 근시안이 똑같이 눈 내부 근육(섬모체근)의 조절력이 떨어졌다고 가정해보자. 가까운 곳(33 cm의 거리)을 보려면, 이론적으로 정시안(약 59 D의 눈)이 62 D가 되어야 하기 때문에 약 3 D의 조절력이 필요하다(본문 p.26 참조). 그런데 근시안은 정시안에 비해서 눈의 총 굴절력이 높은 상태이다. 이미 59 D의 굴절력보다 높은 상태이기 때문에 정시안이 사용하는 조절력보다 조금 덜 사용해도 가까운 물체를 볼 수 있다. 정시안이 3 D의 조절을 하여 근거리 물체를 볼 때 61 D의 근시안은 1 D의 조절력만을 사용하면 된다. 정리하면, **눈의 총 굴절력이 높은 근시안은 정시안 또는 원시안에 비해서 조절력(눈 내부 근육의 힘)을 덜 사용해도 가까운 물체를 원활하게 볼 수 있기 때문에 노안이 늦게 온다고 느끼게 된다.** 그래서 일반적으로 눈의 총 굴절력이 낮은 원시안, 정시안, 근시안 순서로 노안 증상을 빨리 느낀다.

Q 19 수면시간이 늘 부족한데 눈 건강에 안 좋은가요?

A 국민건강영양조사의 발표에 따르면, 적당한 수면은 시력장애의 위험을 낮춘다

고 한다. 수면시간이 5시간 이하인 군에서 시력장애의 위험이 3.23배 높았고 수면시간이 9시간 이상인 군에서는 시력장애의 위험이 2.56배 높다고 하였다. **잠을 너무 적게 자도 문제이고 많이 자도 문제인 것이다.** 잠을 적게 자면 산화스트레스를 발생시키는 활성산소가 많아져서 안질환의 발생위험이 커지고 눈을 오랜 시간 감고 있으면 눈에 압력이 가해져 시력 저하의 원인이 될 수 있다고 한다.

참고자료

가톨릭대학교 서울성모병원 안센터 시과학연구소 주천기, 안영주 교수팀은 2010~2012년 제5기 국민건강영양조사 자료를 이용하여 만 19세 이상 1만 6374명(남성 6959명, 여성 9415명)을 대상으로 수면시간과 시력장애의 상관관계를 분석하여 적정 수면시간(7시간)에 비해 적게 자거나 많이 자면 시력장애 위험이 높다는 연구결과를 발표하였다. 한국 성인을 대상으로 수면시간과 시력장애의 상관관계를 밝힌 최초의 연구로 수면 분야 국제 학술지에 게재됐다.

Sleep Medicine 26 (2016) 30–36

Contents lists available at ScienceDirect

Sleep Medicine

journal homepage: www.elsevier.com/locate/sleep

Original Article

The U-shaped association between self-reported sleep duration and visual impairment in Korean adults: a population-based study

Youngju An, Choun-Ki Joo *

Department of Ophthalmology and Catholic Institute for Visual Science, College of Medicine, The Catholic University of Korea, Seoul, Republic of Korea

ARTICLE INFO

Article history:
Received 20 June 2016
Received in revised form 10 August 2016
Accepted 12 August 2016
Available online 18 October 2016

Keywords:
Sleep duration
Visual impairment
U-shaped association
Korean adults

ABSTRACT

Objective: This study aimed to investigate the association between self-reported sleep duration and visual impairment (VI) in Korean adults.
Methods: This population-based, cross-sectional study examined ophthalmologic data of 16,374 Koreans aged 19 years and older from the 2010–2012 Korea National Health and Nutrition Examination Survey (KNHNES V). VI data (best-corrected distance visual acuity worse than 0.5 logMAR in the better-seeing eye) were obtained from direct ophthalmologic examinations, and data on self-reported sleep duration (≤5, 6, 7, 8, or ≥9 h/night) were obtained using questionnaires. Multiple logistic regression analysis was conducted to examine the association between self-reported sleep duration and VI, and we also adjusted for possible covariates.
Results: The weighted VI prevalences (95% CIs) were 1.23% (0.70–1.76), 0.40% (0.10–0.70), 0.18% (0.04–0.31), 0.42% (0.26–0.58), and 0.66% (0.25–1.07) for participants who slept ≤5, 6, 7, 8, and ≥9 h/night, respectively. Even after adjusting for demographic factors (age and sex), lifestyle factors (household income, occupation, smoking status, regular exercise, and suicidal thoughts), and medical factors (diabetes, hypertension, stroke, and history of ocular surgery), greater risk of VI was found in the ≤5 h/night (OR = 3.23, 95% CI: 1.43–7.31) and ≥9 h/night (OR = 2.56, 95% CI: 1.03–6.41) groups, compared to the 7 h/night group.
Conclusions: In Korean adults, self-reported sleep duration and VI exhibited a U-shaped association. Both very short (≤5 h/night) and very long (≥9 h/night) sleep durations were significantly associated with increased VI.

출처: Sleep Medicine 학술지 연구논문, "The U-shaped association between self-reported sleep duration and visual impairment in Korean adults: a population-based study"

Q 20 눈이 좋아지는 음식이 따로 있을까요?

A 눈 건강에 무슨 음식이 좋다더라 이게 최고더라하는 진부한 이야기를 늘어놓으면서 이 지면을 낭비하고 싶지 않다. 많은 과학자들이 객관적으로 인정하고 눈 관련 학회(대한안과학회, 한국안광학회, 대한시과학회 등)에서 인정받았거나 학계에서 공통적으로 언급하는 영양소 및 음식을 다음과 같이 추천하겠다.

학계에서 인정하는 눈 영양소

1) 비타민B 계열(블루베리, 바나나, 브로콜리, 시금치, 연어 등)은 수용성 비타민으로 많이 섭취해도 체내에 축적되지 않고 소변으로 배설되기 때문에 안전하다. "신경비타민"이라는 별명도 가지고 있다. 신경대사를 활발하게 돕고 혈액생성, 세포의 생리기능, 대사활동에 관여하여 피로회복에 효과적인데 결핍 시에는 전신쇠약, 심한 피로감, 부종, 근육통, 신경통 등의 문제를 일으키고 조절력이 떨어져서 가까운 곳이 잘 안보이게 된다.

2) 비타민A 계열(달걀, 간, 생선, 유제품, 시금치, 해조류, 당근, 토마토 등)은 지용성 비타민으로 지방질과 결합되었을 때 체내로 흡수된다. 세포재생, 생식기능, 항산화에 효과적이고 신체의 저항력을 강화시킨다. 결핍 시에는 상피세포들이 각화되고 점액의 분비기능이 상실되어 쉽게 세균의 침입을 받게 된다. 눈에서 비타민A의 기능은 중장년층 세대에서 주요 실명원인 중 하나인 황반변성을 예방하고 상처 치유와 세포재생에 도움을 준다. 비타민A가 결핍되면 대표적으로 야맹증이 발병하고 안구건조증, 시력 저하 등의 문제가 생긴다. 어린이들과 노인들은 특히 신경 써야 하는 영양소이다.

위의 두 가지(비타민A, B)는 필수 영양소로 눈에 중요한 영양소로 널리 알려져 있는데 사실 더 많이 섭취한다고 해서 눈이 더 좋아지는 것은 아니다. 오히려 비타민A의 과잉섭취는 독성효과로 두통, 피로감, 구역질, 어지러움, 체중감소 등이 나타날 수 있고 임산부의 경우에는 조산과 기형을 일으키기도 한다.

3) 그 외에 비타민C는 수정체의 투명도를 지켜주고 강력한 항산화 작용을 한다. 비타민D는 알레르기성 결막염, 자가면역질환에 도움을 준다고 알려져 있다.

4) 오메가3: 안구건조증의 병인을 크게 두가지로 나누면 눈물샘의 문제로 눈물의 분비량 자체가 적은 경우와 눈물의 분비량에는 문제가 없는데 지질층(지방성분)이 부족해서 증발 속도가 빠른 경우(마이봄샘 기능장애, 각결막 염증)로 분류된다. 그 외에 환경적인 요인으로 인해(히팅 시설이 잘 되어있는 겨울철 사무실, 장시간 컴퓨터 및 휴대폰 사용 등) 안구건조증이 발생한다. 오메가3의 안구건조증 개선 효과에 대해서 다소 논란은 있지만 대다수의 학자들이 지질부족형(지방부족) 안구건조증에는 효과적이라고 입을 모으고 있다. 그래서 오메가3 성분이 풍부한 등푸른생선, 견과류, 들기름, 영양제 형태로 섭취하면서 매일 자기 전에 눈 주변을 온찜질하는 습관을 들인다면 안구건조증이 확실히 개선될 것이다.

5) 루테인: 고령화가 급속히 진행되면서 노인성 안질환 환자가 폭증하고 있는데 망막 중심부의 황반이 변성되는 질환(노인성 황반변성)은 실명으로 이어질 수 있는 매우 위협적인 질환이다. 초기에는 큰 자각증상이 없어서 노안과 혼동될 수 있는데 일단 발병하면 시력 개선이 어렵다. 많은 학자들은 건성 황반변성에 한정해서 루테인의 장기 복용이 효과적이라고 이야기한다. 또한 루테인은 비타민 A의 효능을 더욱 증폭시켜 주고 눈에 해로운 청색파장을 흡수하며 활성산소를 제거한다고 한다. 눈의 루테인 함량은 25세부터 점차 줄어들기 시작하여 60세가 되면 절반 이하로 줄어든다고 한다. 나이가 들어 활성산소를 제거하는 기능이 감소되면 황반이나 수정체 주변에 유해산소가 쌓이게 되어 황반변성으로 이어진다. 일반적인 식사(시금치, 당근, 브로콜리, 양배추, 배추, 옥수수, 호박 등)에서 섭취되기 어렵다면 영양제 형태로 복용하면 된다.

루테인은 망막의 노화를 지연시키고 황반변성을 예방하는 중요한 영양소로 중장년층에 필수적으로 추천되는 영양소이다.

학계에서 주목하는 과일

1) 블루베리: 블루베리의 안토시아닌 성분은 대표적인 항산화 성분 중 하나로 눈의 조직을 보호하고 눈의 뻑뻑함과 안구건조증, 야맹증에 탁월하다고 알려져 있다. 최근에는 블루베리가 백내장과 초기 근시를 완화한다고 알려졌다.

2) 빌베리: 빌베리의 안토시아닌 성분(혈액순환 증가, 혈관보호)은 항산화 효과가 탁월해서 추출물이 당뇨망막병증 치료제로 사용되고 있다. 블루베리, 아사이베리, 블랙베리 등 베리류가 건강에 좋다고 많이 알려져 있는데 그 중에서 식품의약품안전처(식약처)에서 "눈 건강에 도움을 줄 수 있는 건강기능식품 원료: 생리활성 2등급"로 인정하고 있는 것은 빌베리 하나뿐이다. 미국 농림부에서 활성산소(산소라디컬)제거 기능이 가장 뛰어난 음식으로 빌베리를 꼽기도 하였다.

아직도 제3세계의 국가에서는 영양부족상태가 심각하기 때문에 영양실조로 인한 시력장애 환자들이 많은 것으로 알고 있다. WHO의 발표에 따르면 매년 약 25만 명의 어린이들이 비타민A 결핍으로 시력을 잃고 있다고 한다. 그러나 우리나라에서는 현실적으로 이와 같은 일이 발생되는 경우가 극히 드물기 때문에 꼭 필요한 영양소의 결핍이 생기지 않도록 가끔 챙긴다는 개념으로 골고루 식생활을 하면 된다.

우 리 들 이
궁 금 했 던
시 력 &
안 경 이 야 기

2

안경이야기

1) 안경의 역사

인류 최초의 안경 출현

- 안경의 초기 보급: 13세기 후반에서 14세기 이탈리아에서 시작
- 안경의 폭발적인 보급: 1450년(구텐베르크의 활판인쇄 발명이 기폭제)
- 근대적인 안경보급: 1623년 스페인
- 근시 현상 이론체계 수립: 1611년 독일의 케플러
- 원시 현상 이론체계 수립: 1704년 영국의 뉴턴
- 이중초점렌즈 고안: 1775년 미국의 프랭클린
- 난시렌즈 연구: 1801년 영국의 영이 본인 눈에서 난시 발견
- 안광학의 연구: 영국의 울러스턴, 독일의 오스트발트, 덴마크의 체르닝이 안경렌즈 설계 연구
- 접착식, 융착형 이중초점안경 제작: 1899~1908년 보쉬가 제작
- 난시용 안경렌즈 실험제조: 1825년 영국의 에어리
- 삼중초점렌즈 고안: 1826년 미국의 호킨스
- 누진다초점렌즈 고안: 1904년 미국의 에브스

우리나라 안경의 고증

- 우리나라
  →우리나라 최초의 안경에 대한 언급–선조대의 학자 이수광(1563~1628)이 쓴 백과사전식 저서 "지봉유설"에 안경출현에 대한 고증
- 조선 선조대 안경 출현
- 우리나라에서 가장 오래된 안경(김성일의 안경): 목재 안경집과 안경테, 대모 실다리 안경
- 초기 안경명칭–애체
- 국민보급은 영정조시대 때(중국에서 주로 수입)
- 최근에 가벼우면서 내구성이 좋고 인체친화적인 이유로 많이 사용되고 있는 티타늄 안경과 PEI(Polyetherimide) 소재인 울템 안경

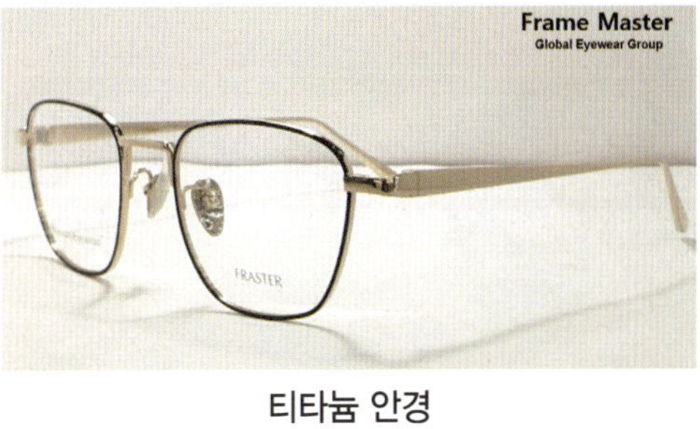

티타늄 안경

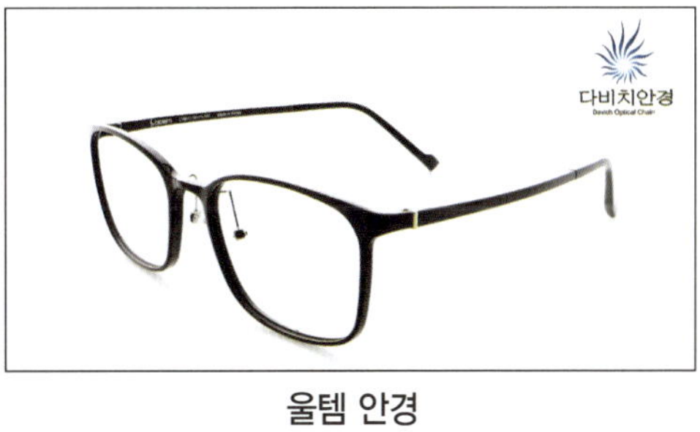

울템 안경

2) 안경렌즈의 교정원리(굴절이상 교정)

근시, 원시의 교정원리

본문 p.19에서 정시, 근시, 원시에 대한 설명을 하였다.

정시(정상 눈)의 기준을 59 D의 굴절력을 가진 눈으로 가정하고 설명을 하겠다.

〈이해하기 쉽도록 초점맺는 부분을 빨간점, 노란점, 파란점으로 표현하였다〉

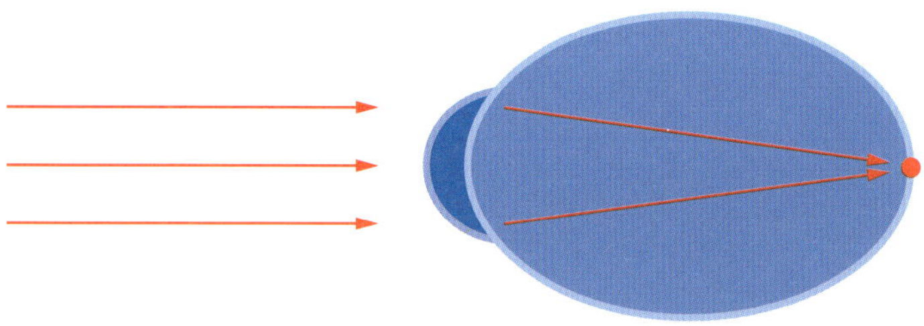

정시(59 D)

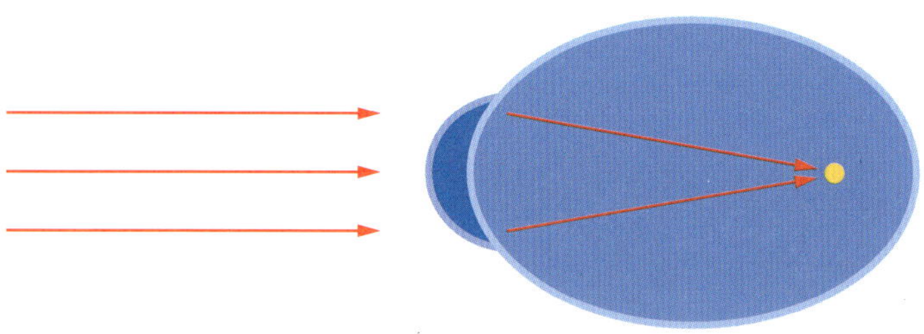

근시(59 D 초과)

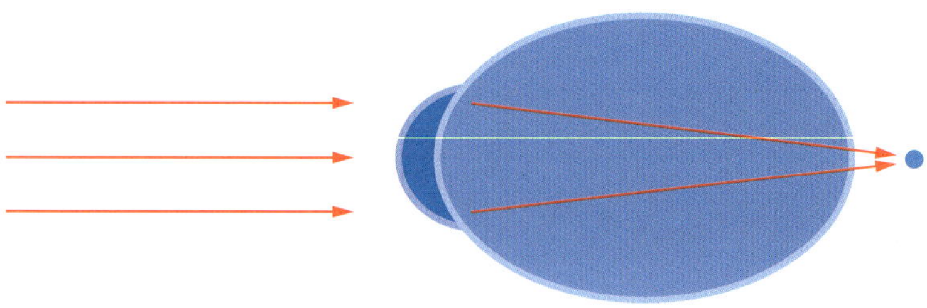

원시(59 D 미달)

(1) 정시

정시안은 아무런 교정용구 필요없이 외부에서 들어오는 광선을 수렴시켜서 망막 후면(황반부의 중심오목: 가장 정교하고 예민한 시세포가 모여있는 곳)에 초점(빨간점)을 맺는다. 안질환의 문제가 없다면 정상적으로 1.0 이상의 시력이 나온다.

(2) 근시

근시안은 눈 내부의 굴절력(광선이 꺾이는 힘)이 정상(59 D)보다 높은 상태이기에 초점이 망막까지 도달하지 못하고 망막 앞에 초점(노란점)을 맺게 된다.

(3) 원시

원시안은 눈 내부의 굴절력(광선이 꺾이는 힘)이 정상(59 D)보다 낮은 상태이기에 망막을 넘어서 망막 뒤에 초점(파란점)을 맺게 된다.

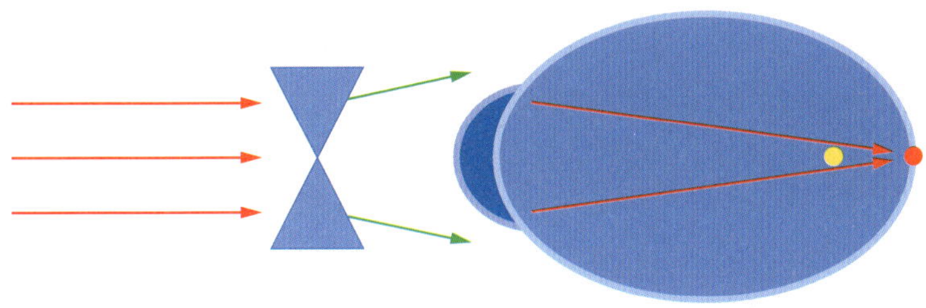

근시(59 D 초과)가
교정되어 정시가 됨

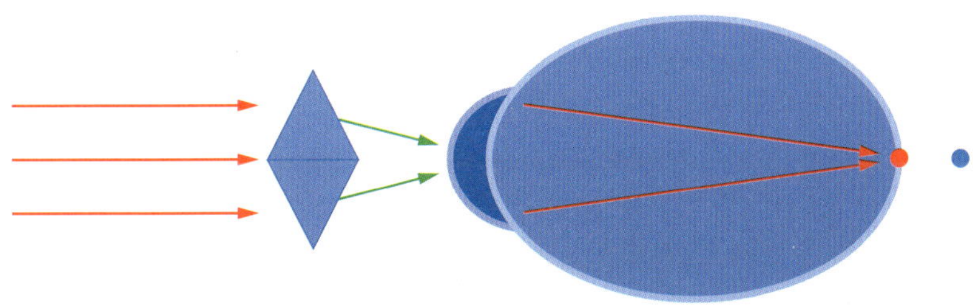

원시(59 D 미달)가
교정되어 정시가 됨

본문 p.93의 그림을 보면 눈 앞에 안경렌즈(오목렌즈와 볼록렌즈)가 위치하고 있다. **근시안은 정시안(59 D)보다 굴절력이 강한 눈이다. 눈의 전체적인 도수가 높다고 생각하면 된다. 정상 눈의 도수로 낮춰줘야 하는데 그러한 역할을 빛을 발산시키는 오목렌즈(⧗)가 하는 것이다.**

: 망막 앞에 맺힌 초점(노란점)이 오목렌즈의 발산효과(빛을 퍼뜨림)로 뒤로 이동하게 되어 망막에 도달하게 된다(빨간점).

원시안은 정시안(59 D)보다 굴절력이 약한 눈이다. 눈의 전체적인 도수가 낮다고 이해하면 된다. 정상 눈의 도수로 높여줘야 하는데 그러한 역할을 볼록렌즈(◈)가 하는 것이다.

: 망막 뒤에 맺힌 초점(파란점)이 볼록렌즈의 수렴효과(빛을 모아줌)로 앞으로 이동하게 되어 망막에 도달하게 된다(빨간점).

이와 같이 초점을 망막(황반부)으로 정확하게 도달시켰음에도 불구하고 시력 저하가 있다면 안경, 라식, 라섹 등 광선의 조정으로 해결될 문제가 아니다. 안과병원에서 안질환 검사를 받아야 한다.

난시의 교정원리

난시안은 눈의 내부의 굴절력(광선이 꺾이는 힘)이 모든 방향에서 일정하지 못한 상태이다. 각 방향마다 도수가 다르다는 이야기이다.

난시안은 외부에서 들어온 광선이 망막에 비(非)점형태로 결상된다. 선들이 두 개로 분리되어 있다. 다음 페이지 그림을 보면, 분홍색 방향으로 들어온 외부의 광선은 59 D 보다 도수가 낮아서 망막보다 뒤쪽에 선(Focal line)형태로 초선을 맺게 된다.

노란색 방향으로 들어온 광선은 59 D 보다 도수가 높아서 망막보다 앞쪽에 선(Focal line)형태로 초선을 맺게 된다. 입사광선속이 결상될 때는 90도로 직교하여 결상된다(ex 외계에서 입사되는 수직광선→수평방향의 초선으로 결상).

난시안은 각 방향마다 도수가 다르기 때문에 각 경선 방향마다 도수를 측정하여 그에 맞는 도수교정이 이뤄져야 한다.

: 분홍색 방향을 통과한 광선이 망막 뒤에 선결상 되었기 때문에 도수가 낮다고 판단할 수 있다. 분홍색 수직방향에 볼록렌즈(◈)로 빛을 모아주어 망막(황반)으로 초점이 올 수 있도록 당겨줘야 한다.

노란색 방향을 통과한 광선은 망막 앞에 선결상 되었기 때문에 도수가 높다고 판단된다. 그래서 노란색 수평방향에 오목렌즈(⧗)로 빛을 퍼뜨려주어 망막(황반)으로 초점이 올 수 있도록 밀어줘야 한다. 그리되면 노란색과 분홍색의 초선이 접점을 이루게 되어(빨간점) 선명한 상을 볼 수 있게 된다.

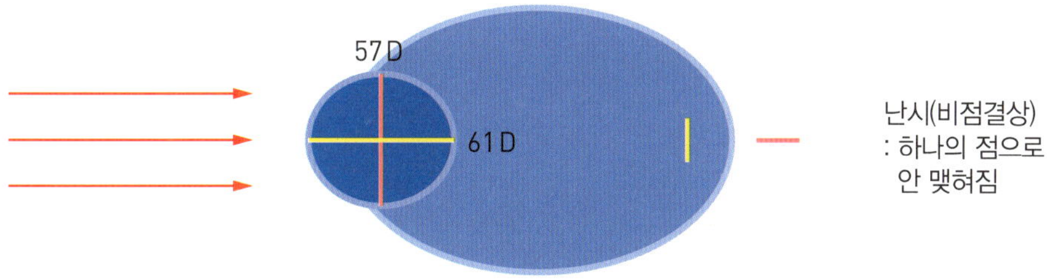

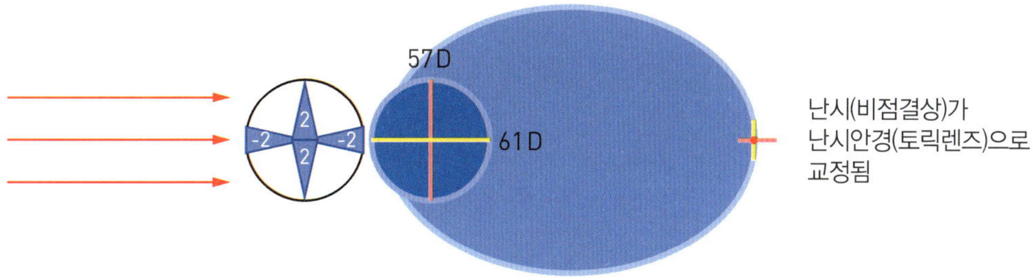

* 눈에서 수직(분홍색) 방향은 57 D로 도수가 낮아서 망막의 뒤에 초선(분홍색)이 결상 되었다.

→수직방향에 볼록렌즈(가운데가 두꺼운 렌즈) +2 D로 교정하여 상을 당겨오도록 한다.

* 눈에서 수평(노란색)방향은 61 D로 도수가 높아서 망막의 앞에 초선(노란색)을 맺었다.

→수평방향에 오목렌즈(주변부가 두꺼운 렌즈) −2 D로 교정하여 상을 밀어주도록 한다.

이렇게 난시교정 렌즈(토릭렌즈)는 각 방향마다 다른 도수가 들어간 형태의 렌즈이다. 그 밖에 두 방향 모두 근시성인 난시안도 있고 두 방향 모두 원시성인 난시안도 있다. 모두 같은 원리로 각 방향에 부족한 만큼의 도수를 가감해주어 점형태로 초점을 맺게하는 것이 난시교정의 핵심이다.

3) 안경처방전을 해석해보자!

안경처방전을 해석하면 나의 시력을 알 수 있다.

내 눈이 마이너스인가요?

아무도 당신에게 "당신 시력은 마이너스입니다."라고 말한 적이 없다.

하지만, 많은 환자 및 안경 착용자들은 본인 시력이 마이너스라고 굳게 믿고 있는 것 같다.

환자들은 p.97 그림과 같은 유형의 안경처방전을 많이 봤을 것이다.

안경처방전에 (−)부호가 붙어있는 것을 보고서 "내 시력이 마이너스라니..."하고 놀라는 이들이 있을 것이다. 하지만 마이너스 부호가 있는 것은 안경도수의 개념이다. 시력이 마이너스라는 것은 아니다. 시력은 마이너스라는 개념 자체가 없다.

안경처방전에 적힌 숫자들은 교정 굴절력 값을 말한다. **SPH.(구면 도수)와 CYL.(원주 도수)에 적힌 수치가 "0"에 가까울수록 굴절이상을 교정할 값이 적은 상태라고 생각하면 되고 저 수치가 클수록 내 눈의 교정도수가 높다고 판단하면 되겠다.** 안경이나 콘택트 렌즈로 교정할 필요가 없는 정시안의 상태는 0 or Plano라고 한다. 근시안이면 오목렌즈(−렌즈)의 교정이 필요한 눈을 의미하고 (−)부호를 붙여서 표기한다. 반대로 원시

〈안경처방전 예시〉

Distance 원거리	SPH.	CYL.	AXIS	PRISM	BASE	P.D
O.D	−4.00	−0.50	180			64 mm
O.S	−2.50					

*OD는 우측 눈을 말한다(Right eye, 우안).
OS는 좌측 눈을 말한다(Left eye, 좌안).
SPH.은 Spherical의 약자로 구면렌즈를 의미하고 근시, 원시의 교정도수를 이곳에 기입한다.
(−)부호이면 근시 교정, (+)도수로 나온다면 원시 교정을 의미한다.
CYL.은 Cylinder의 약자로 원주렌즈를 의미하고 난시의 교정도수를 이곳에 기입한다.
난시가 없다면 공란으로 비워둔다.
AXIS는 축으로 난시 방향을 의미한다. 난시가 없다면 공란으로 비워둔다.
PRISM에는 프리즘 도수를 기입하면 된다. 사시나 사위(잠복성 사시)가 있는 경우에 특수한 형태의 렌즈(프리즘 렌즈)를 사용하게 된다.
BASE는 프리즘 렌즈의 교정방향을 의미한다.
P.D.는 Pupillary Distance의 약자로 동공간 떨어져 있는 거리를 의미하고 단안 P.D. or 양안 P.D.를 기입한다.

안이면 볼록렌즈(+렌즈)의 교정이 필요한 눈으로 (+)부호를 붙여서 표기한다.

예를 들어 "당신의 도수가 S−2.50 D입니다."라고 한다면 근시인 상태를 말하며 −2.50 D의 오목렌즈 교정이 필요하다는 것을 의미한다.

그래서 **일부 환자들이 "본인의 시력이 마이너스라고 이야기하는 것"은 근시 안경도수를 오해한 것이다.** 시력은 보통 0.1~2.0까지 존재하고 일반적으로 1.0 시력을 목표 시력으로 잡고 교정한다. 시력표의 맨 꼭대기의 0.1 시표(가장 큰 시표)를 읽지 못한다면 더 미세하게 측정하는 방법도 있는데 바로 다음 페이지에서 이어서 이야기하겠다.

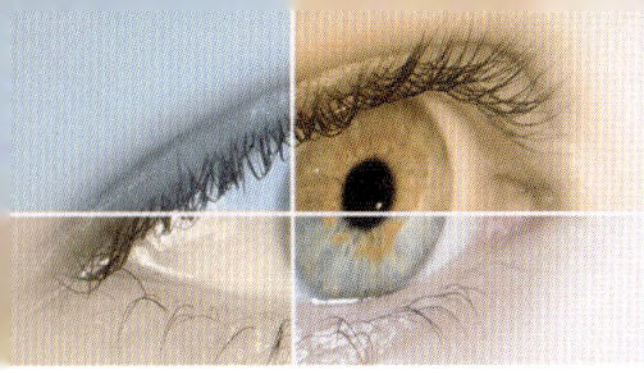

아! 선생님! 시력표의 숫자가 하나도 안보여요...

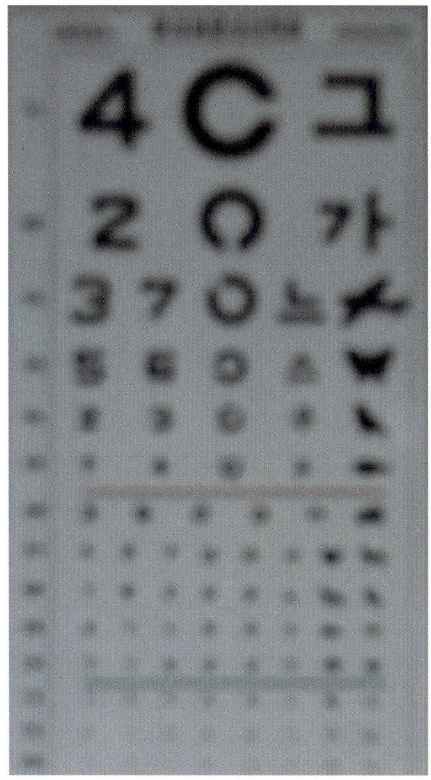

일반적으로 시력을 측정하는 도구로 한천석 시력표, 진용한 시력표를 많이 사용한다. 시력표마다 차이는 있지만 0.1~2.0까지의 시력을 측정할 수 있도록 고안되어 있다. 환자들은 시력표의 가장 꼭대기의 큰 숫자를 읽지 못할 때 불안해 하는데 염려할 필요는 없다. **교정하지 않은 시력(나안시력)이 얼마가 나오던 간에 안경, 콘택트렌즈를 쓰고 교정한 시력이 잘 나오면 괜찮다.** 교정을 했음에도 불구하고 시력이 낮게 나온다고 하면 반드시 병원에 방문해서 진료를 받아야 할 것이다. 앞에서 이야기한 것처럼 굴절이상을 교정하였는데도 시력이 올바르게 나오지 않는다면 안질환을 의심해 봐야 하기 때문이다.

환자의 교정시력(안경을 착용한 시력)이 잘 나오면 사실상 맨눈 시력을 재는 것이 임상적으로 큰 의미가 없다. 그래서 보통 시력표의 가장 큰 숫자를 읽지 못하면 0.1 이하로 표기하고 다음 검사단계로 넘어가는 것이 일반적인데 굳이 0.1 보다 낮은 시력을 측정하고자 한다면 환자가 시표로 1 m씩 걸어가서 재는 방법이 있다. 예를 들어 환자가 0.1 시표를 읽지 못하여 앞으로 3 m를 걸어 간 후 0.1 시표를 판독한다면 $3/5 \times 0.1 = 0.06$의 시력이라고 기재한다. 1 m 앞까지 걸어갔음에도 0.1 시표를 읽지 못한다면, 환자의 눈앞 30 cm 거리에서 손가락 숫자를 판별할 수 있는지를 체크한다(Numerus digitorum, Finger count). 이를 안전수지시력이라고 한다. 그런데 만약, 손가락 숫자를 판별하지 못할 정도면 피검자의 눈 앞에서 손을 흔들어 본다. 손의 움직임을 감지하면 안전수동시력이라고 표기한다(Hand movement). 손의 움직임을 감지 못한다면 암실 내에서 광의 점멸상태를 확인하도록 한다(Light Perception). 이조차 감지 못하면 시력을 "맹(盲)", "실명(失明)"이라고 표기한다.

4) 정확하게 조제가공 된 안경을 써야 하는 이유

잘못 맞춘 안경을 장시간 쓰면 사위, 사시가 유발됩니다.

안경렌즈는 육안상으로는 보이지 않지만 렌즈미터(Lensmeter)라는 기기로 들여다 보면 광학적인 성능을 최대로 낼 수 있는 중심점을 찾을 수 있다. 그 점을 광학중심점(Optical center)이라 하고 사람 동공의 중심과 일치되도록 안경을 설계한다.

그런데 설계의 실수이든 가공의 실수이든 간에 안경렌즈의 광학중심점과 눈의 동

대한안과학회지 제 44 권 제 8 호 2003
J Korean Ophthalmol Soc 44(8):1859-1864, 2003

안경의 광심과 동공중심 불일치에 의한 유발 프리즘

이영달[1] · 이영일[2] · 배선량[1]

가톨릭대학교 의과대학 안과학교실,[1] 동남보건대학 안경광학과[2]

목적 : 조제가공된 안경의 광학적 중심간 거리와 피검사자의 동공간 거리를 측정하여, 두 중심간 거리의 편차가 환자의 눈에 미치는 영향을 알아보고자 하였다.
대상과 방법 : 안과 외래 방문자 100명(남 59, 여 41)을 대상으로 동공간 거리, 동공간 거리와 안경렌즈의 광학적 중심간 거리의 일치여부, 안경광심간 수평균형, 그리고, 안경광심간 불균형으로 인한 프리즘 굴절력을 조사하였다.
결과 : 전체 대상자 100명 중 30명(30%)이 안경의 광학적 중심간 거리와 동공의 중심간 거리가 일치하지 않았다. 남성과 여성의 평균 동공중심간 거리는 64.2±2.7mm와 61.2±2.2mm이었다($P<0.05$). 유발사위를 조사한 결과 양안에 미치는 유발 외사위의 경우는 0.92±0.87△으로 대상자의 47%(14명)이었고, 유발 내사위의 경우는 0.62±0.46△으로 대상자의 53%(16명)이었다.
결론 : 안경처방시, 좌, 우(단안)과 양안의 동공간 거리가 정확히 측정되지 않으면, 안경의 광심과 동공중심의 불일치에 의해 프리즘 효과 및 유발사위가 나타났다.
〈한안지 44(8):1859-1864, 2003〉

출처: 대한안과학회지 연구논문. "안경의 광심과 동공중심 불일치에 의한 유발프리즘"

공중심점이 불일치하는 오차가 발생할 수 있다.

본문 p.99에는 대한안과학회지에 발표된 연구논문으로 안경의 광학적 중심점과 눈의 동공 중심점이 불일치 한 안경을 착용한 사람의 유발 사위(잠복성 사시, 간헐적 사시) 발생에 대한 내용이다.

안경은 인간에게 있어 참으로 이로운 도구임에는 분명하다. 근시, 원시, 난시가 있는 사람에게는 선명한 시야를 제공해주고 부가적으로 실외에서는 자외선, 실내에서는 청색광 등을 차단해준다.

그런데 만약 잘못 제작된 안경을 쓰게 된다면 눈 건강에 해가 되기도 한다. 보통 안경착용자는 눈을 감고 잠자는 시간 외 하루 16시간 이상을 안경에 의지하는데 **잘못 맞춘 안경은 안경착용자에게 매일 16시간 이상 해를 끼치게 되는 꼴이다.** 더군다나 **한번 맞춘 안경은 특별한 이유가 없다면 수개월에서 1년 이상을 교체하지 않고 연속착용하게 된다. 그 오랜기간 동안 잘못 가공된 안경으로 인해 발생되는 문제(눈의 피로감 가중, 사위 유발 등)는 보통 문제가 아니다.** 물론 안경의 조제가공 또한 인간이 하는 일이기 때문에 어느 정도 오차가 발생할 수 있다. 병원에서 간호사가 혈압을 측정하는 것을 생각해보자. 앉은 자리에서 여러 번 반복 측정을 해도 항상 똑같은 수치가 나오지 않는다. 안경도 마찬가지이다. 눈을 검사한 검사자에 따라서 도수가 다르게 나올 수도 있고 같은 검사자가 반복측정한다고 해도 매번 똑같지는 않다. 그래서 안경의 가공은 허용가능한 오차범위가 있다. 안경 조제가공학 교과서에도 안경의 가공 오차 범위에 대해서 기술되어 있고 "안경조제가공에서의 허용오차 범위: 독일 RAL-RG 915"라는 기준표를 제시하고 있다. 눈에 영향을 미치지 않을 정도의 미미한 오차는 괜찮지만 허용오차 범위를 넘어선 안경에 대해서는 과감히 폐기하고 정확하게 설계 및 조제가공하려는 자세와 사명감이 중요하다.

5) 특수기능의 안경렌즈

(1) 누진다초점렌즈(멀리도 보고 가까이도 보고 현존하는 BEST 렌즈!)

노안인구의 증가와 노안경의 필요성

우리나라는 전 세계적으로 가장 빠른 고령화 현상을 경험하고 있다. 2045년이면 한국이 세계에서 가장 늙은 나라가 될 것이라고 한다. 이에 따라 노안 인구가 크게 늘고 있는데 최근에는 노안(老眼)이라는 용어가 바뀌어야 한다고 생각이 들었다. 일단 노안이라는 용어의 어감이 좋지 않고 과거에는 40대 이상에서 노안이 나타나곤 했지만 **지금은 30대 중후반의 연령대에서도 노안이 증가하고 있기 때문이다.** 아무래도 컴퓨터, 스마트폰 등의 폭발적인 보급과 근거리 위주의 생활 등 눈에 유해한 인자들이 많아지면서 젊은 노안들이 많아진 것으로 판단된다.

현대사회는 근거리 작업의 비중이 매우 높아졌는데 근거리를 볼 때는 반드시 조절작용이 필요하다. **근거리를 보는 행동은 눈 근육(내안근)의 힘을 필요로 하는데 근육의 힘을 100% 사용하여 사물을 보는 것은 굉장히 무리가 된다.** 그래서 일반적으로 **눈 근육의 힘을 절반 정도 남기고 절반만 사용하여 가까운 곳을 볼 때가 "기분 좋게 편안하게 보는 상태"**라고 한다. 사용하는 근육의 힘이 절반을 넘어가게 되면 눈에 피곤함과 불편감이 느껴진다. 쉽게 예를 들어 설명해보겠다. 스마트폰에서 저장공간을 꽉 채워서 사용해본적이 있는가? 메모리의 용량이 적정기준을 넘어서면 스마트폰이 버벅대고 답답해지는 현상이 발생한다. 용량을 줄여서 일부 메모리의 유동성을 남겨두어야 스마트폰이 원활하게 작동할 것이다. 눈도 마찬가지이다. **눈 근육의 여유분을 남겨두고 작동시켜야 무리 없이 작동된다.**

노안이 오면 눈을 찡그리고 힘겨워하면서 가까운 것을 본다. 그렇게 하면 조절성 눈 피로만 더욱 가중시킬 뿐이다. 책을 보는데 내 힘의 전력(專力)을 다 사용해서 보면 금세 지치고 피로감이 극심하지 않겠는가?

필자가 어릴 적에 지겹도록 듣던 말이 있다. "나이가 한 살, 두 살 더 먹으면 공부하기가 어렵다. 공부는 때가 있다. 지금 열심히 해라" 등인데 지금 생각해보면 이러한 부모님 말씀이 꽤나 일리 있는 말씀이었다. 앞에서 설명했듯이 조절력의 절반 정도는 남겨두고 근거리를 봐야 편안하게 볼 수 있는데 **나이가 들어 조절력 양이 줄어들면 책을 선명하게 보고 초점을 맞추는 데에만 전력을 다하게 될 것이다. 책 내용을 이해하고 복잡한 독해와 고찰을 할 여유가 없어지기 때문에 이해도 조금씩 늦고 책 읽기가 어려워지는 것이다. 노안으로 눈이 쉽게 피곤하고 집중력이 떨어지기 때문에 부족한 눈 근육의 힘을 보충 받아야 한다. 즉, 노안경(누진다초점렌즈, 돋보기 등)이 필요하다는 이야기이다**(참고로 30대 중반에 접어들면 10대 학생이 가진 조절력의 약 40% 정도 밖에 남지 않게 된다(본문 p.28 참고)).

과거 노안의 해결책 - 돋보기, 이중초점, 삼중초점 안경

일반적으로 안경은 선명하게 잘 볼 수 있는 초점이 하나이다. **젊었을 때는 눈 안의 근육(내안근=섬모체근)의 힘이 충분하여 모든 타깃 거리를 보는데에 불편함이 없기에 단초점렌즈(ex 일반 근시, 원시 교정안경)만으로 선명하게 잘 보고 지낸다.** 그런데 노안이 시작되면 점차 근거리의 물체를 보는 데 있어서 불편감을 느끼고 거리를 멀리 두고 봐야 하는 조절력 저하현상이 나타난다. 그렇게 노안이 되면 근거리를 볼 때 근거리 전용안경(돋보기)이 필요하게 된다. 후에 노안이 더욱 진행하게 되어 조절력이 더 감소되면 근거리 뿐만 아니라 중간거리 사물도 흐릿하게 보이게 된다.

- 돋보기의 특징: 돋보기는 가까운 거리(한 지점의 거리)만을 선명히 볼 수 있기 때문에 돋보기를 쓰면 멀리는 안 보이고 근업 만이 가능하다. 중간거리(컴퓨터 작업), 원거리를 볼 때는 선명하게 볼 수 없다.
- 이중초점렌즈의 특징: 근거리와 원거리 두 지점만을 선명히 볼 수 있다. 일상생활을 할 때 큰 무리가 없지만 중간거리가 흐릿해보이는 노안에는 적용하기 힘들다.
- 삼중초점렌즈의 특징: 근거리, 중간거리, 원거리 세 지점을 선명히 볼 수 있어서

〈이중초점렌즈의 설계〉

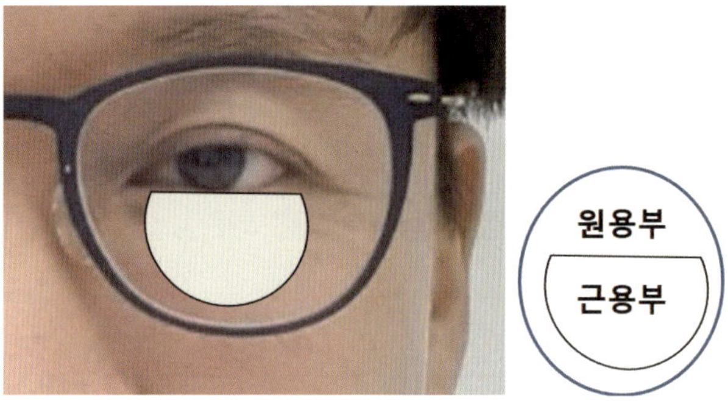

〈삼중초점렌즈의 설계〉

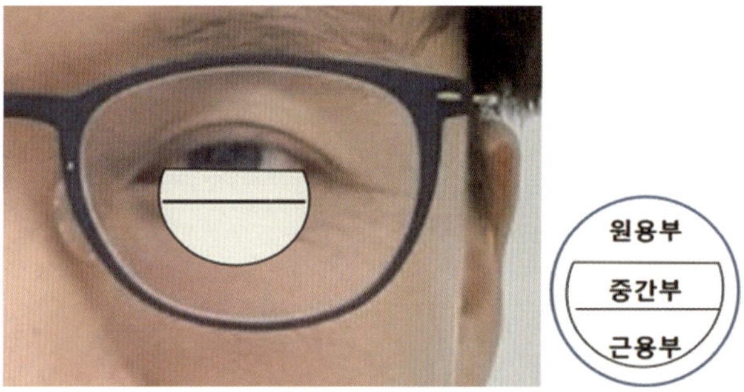

이중초점과 돋보기의 한계를 뛰어넘는 장점이 있지만 세 지점 외에 더욱 세밀한 초점은 보기가 어렵다.

독자분들 중에 **이중초점렌즈, 삼중초점렌즈**를 아는 분도 있겠지만 처음 보는 분도 있을 것 같다. **현재 안경원 현장에서도 수요가 없어서 판매가 거의 이뤄지지 않고 있다.** 이 렌즈들이 몰락한 가장 큰 이유는 외관상 노안경의 티가 많이 나기 때문이다(제3자가 봤을 때, 안경착용자가 노안경을 쓰고 있다는 사실을 쉽게 알 수 있다).

만능인 누진다초점렌즈 안경

누진다초점렌즈는 노안 인구가 가장 대중적으로 많이 사용하는 렌즈로 모든 거리를 선명

하게 볼 수 있는 다기능 렌즈이다. 돋보기안경을 썼을 때는 중간거리와 멀리 있는 사물이 뿌옇고 흐리게 보인다. 돋보기는 오직 가까운 거리만 선명히 볼 수 있기에 들고 다니면서 근거리를 볼 일이 있을 때 꺼내어 쓰게 되는 불편함이 존재한다. 그런데 **누진다초점렌즈는 돋보기를 들고 다니는 불편감으로부터 해방될 뿐만 아니라 가까운 곳에서부터 먼거리까지 전부 선명히 보이는 장점이 있다. 또한 외관상 노안경의 티가 나지 않기에 선호한다.**

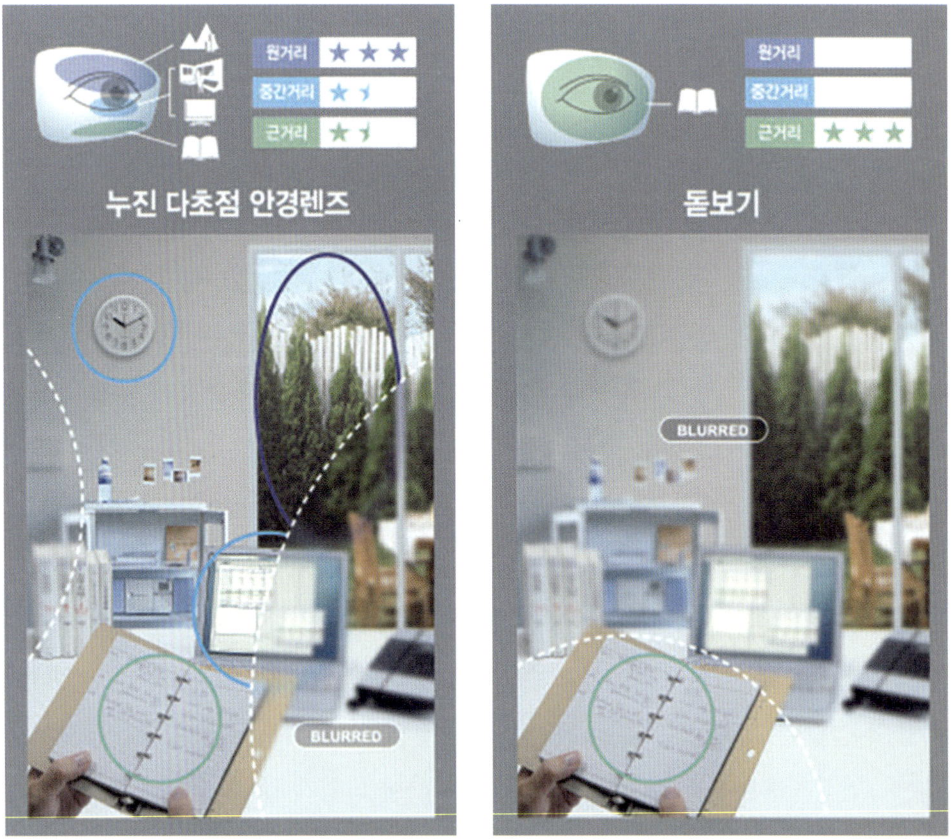

*좌측 그림은 누진다초점렌즈로 보는 시야이다. 측면부의 수차로 인해 뿌옇게 흐린 부분이 존재하지만, 가까이에 위치한 수첩도 읽고 노트북, 벽걸이 시계도 볼 수 있고 더 멀리 창문 밖의 풍경도 볼 수 있다. 한편 우측의 그림은 돋보기로 보는 시야인데 가까운 거리의 수첩만을 볼 수 있고 그 이상 거리의 사물은 전부 흐리게 보인다. (자료제공: 에실로코리아)

누진다초점렌즈는 치명적인 결함이 존재한다? (측면부에 왜곡, 비점수차)

국내 렌즈가공 분야에서 저명한 교수님 한 분이 말씀하시길, **"누진다초점렌즈는 Perfect lens는 아니지만 현존하는 Best lens이다."**라고 언급하신 적이 있다.

아래 누진렌즈의 설계도를 참고하여 이 말을 이해해보자.

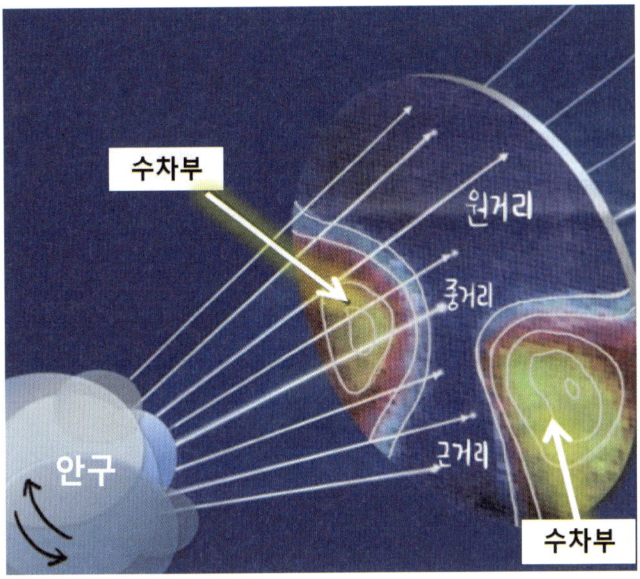

그림은 누진렌즈의 설계디자인인데 렌즈 시야를 보면 마치 호리병을 엎어놓은 형태로 생겼다. 상단부의 시야가 가장 넓고 그 다음은 하단부, 중간부 순으로 시야가 좁아지게 된다. 중간부의 좌우측 부분을 노란색, 붉은색 계열로 표현하였는데 이곳이 선명하게 볼 수 없는 부분(수차부: 광학적 결함부)이라고 할 수 있다. 만약에 안경 착용자의 시선이 이 부위로 향하면 사물이 흐리게 보이고 왜곡현상을 느끼게 된다.

렌즈설계 기술의 발달로 조금씩 보완되고 있지만 아직 완전하게 이 결함부를 해결하지 못하였다. 이 측면부에 왜곡수차, 비점수차가 많이 존재한다.

그래서 누진렌즈 착용자가 누진을 올바르게 사용하기 위해서는 시선이동이 중요하다. 이러한 **누진렌즈 디자인을 고려하여 되도록 안구운동을 상하로 이동하며 좌우측으로**

불필요한 시선 움직임을 최소화하여야 한다. 좌우로 시선 움직임을 줄이려면 목 운동(측면을 주시할 때는 몸전체와 목을 돌려서 보는 것)을 하는 것이 큰 도움이 된다.

누진렌즈는 아직 극복하지 못한 단점 및 한계점이 존재하지만 그 어떤 렌즈보다 무수히 많은 초점으로 자연스러운 시생활을 할 수 있고 노안경의 티가 나지 않는 점이 대체불가의 강점이다.

"누진렌즈는 Perfect lens는 아니다. 하지만 현존하는 렌즈 중에서 가장 Best lens이다."

누진다초점렌즈 적응: 쉽게 적응하는 자 vs 적응이 어려운 자

누진다초점렌즈를 구매한 사람은 두 부류로 나뉜다.

- 1번 type: 적응을 잘해서 만족스럽게 사용을 하는 자
- 2번 type: 어지럽고 적응이 안되서 맞춰놓고 못 쓰는 자

아니, 돈을 들여서 맞춰놓고 못 쓰는 사람이 발생하다니 왜 이런 일이 발생하는 것일까?

만약 독자분들 중에 2번에 해당하는 사람은 이 페이지를 집중해서 보길 바란다.

일반적으로 단초점안경(근시, 원시, 난시안경)은 맞춰놓고 하루 7~8시간 사용하는 기준으로 5~7일 정도 사용하면 대체로 적응하는 편이다. 그런데 누진다초점렌즈의 적응기간은 통상 보름에서 한 달까지를 적응기간으로 본다. 물론 개인별 적응도 차이가 커서 하루이틀 안에 적응하는 분도 있지만 일반 단초점안경보다 적응기간이 배로 길다. 누진렌즈를 사용하는 연령층은 인체의 변화에 대한 적응력이 떨어지는 시니어층이다. 게다가 누진 안경의 무수히 많은 초점은 어지러움과 부적응을 느끼기 쉽기 때문에 적응기간이 길다.

누진다초점렌즈를 올바르게 사용하고 빠르게 적응하기 위해서 동물을 예로 들어 설명하겠다. 아래는 하마와 타조의 동물사진이다. 이를 통해 누진다초점의 적응도에 대한 이해를 하면 쉬울 것 같다(누진렌즈의 적응은 case by case이고 변수가 너무나도 다양하지만, 참고하면 도움이 될 것이다).

누진렌즈는 목운동이 중요하다. 누진렌즈의 측면에는 수차부가 몰려있어서 시선이 측면으로 향하게 되면 어지럽고 흐린 상을 느낄 것이다. 측방시를 할 때는 눈 만을 움직여서 보면 안 되고 되도록 목 운동을 하여 얼굴 전체를 돌려보는 습관이 중요하다. 목을 잘 움직이는 습관을 들이면 시선이 측면을 향하지 않고 정면시를 하게 되어 누진렌즈 초기 적응이 쉬워진다.

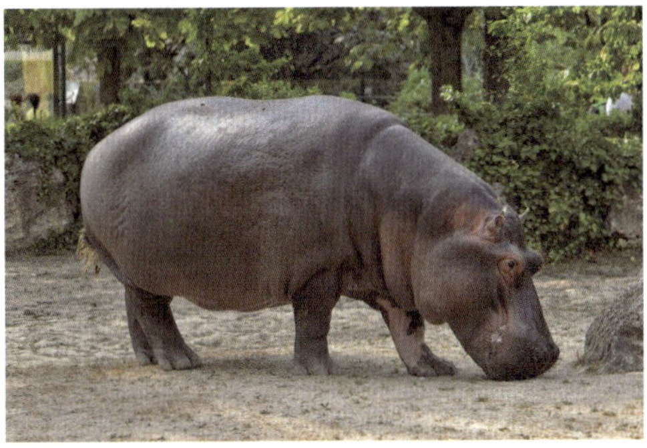
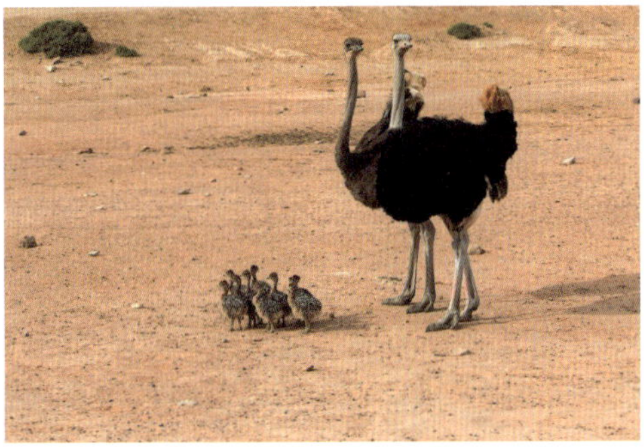

하마 같은 체형의 人

목이 짧고 목둘레가 비대해서 습관적으로 목 운동을 덜 한다. 측방시를 할 때 안구만을 움직이는 시선이동이 빈번할 확률이 높다. 측면부에 광학적 수차가 많이 분포되어 있는 저사양의 누진렌즈는 실패할 확률이 높다.

타조 같은 체형의 人

목이 길고 마른 형태의 사람(적정 체중)은 목 운동을 잘 수행할 확률이 높다. 측방시를 할 때 몸, 얼굴 등의 회전 움직임이 수월하기에 저사양의 누진렌즈도 적응할 확률이 높다.

누진다초점렌즈를 적응하기 어려운 대상은 다음과 같다.

1. 연령이 70세 이상이면서 변화된 시환경에 적응능력이 떨어지는 사람
2. 돋보기 도수가 높은 사람: Add가 높아질수록 중간부와 근용부의 선명한 시야폭

이 좁아진다.

3. 사난시, 도난시 도수가 높은자
4. 양안시기능에 이상이 있는 자(부동시안, 폭주, 개산운동의 문제 등)
5. 멀미, 이명 등의 증상을 가지고 있고 균형감각에 민감하고 예민한 사람
6. 신경질적이고 참을성이 적은 사람
7. 역동적인 스포츠를 즐기는 사람(ex 축구, 농구, 탁구 등)
8. 신체 특성상 목 운동을 하기에 쉽지 않거나 목길이가 아주 짧아서 가까운데로 시선을 옮기기가 어려운 사람

상대적으로 연령이 높은 군일수록 누진렌즈의 적응력이 떨어질 수밖에 없고 돋보기 도수가 높을 수록 누진렌즈의 적응에 걸림돌이 될 수 있다. 돋보기 도수가 높을수록 설계상 누진렌즈의 결함부분(=좌우측면의 수차부)이 넓게 형성되어 선명하게 볼 수 있는 시야의 폭이 좁아지게 된다. 그 외에도 균형감각이 예민하거나 신경질적이고 참을성이 적은 사람의 경우에도 초기에 누진렌즈를 적응하기에 어려움이 있을 확률이 높다(누진렌즈의 사용법을 숙지하고 그대로 실행해야 하는 의지와 노력이 필요하기 때문이다).

그리고 **누진렌즈의 설계 디자인을 보면 좌우측의 수차부를 피해서 상하로만 시선이 향해야 좋다. 그런데 신체조건 상 살집이 있고 퉁퉁한 사람일수록 목이 짧아서 목 운동을 어려워하는데 곁눈질을 하거나 목을 사용하지 않을 확률이 높다. 그래서 시선이 측면의 수차부에 걸리게 된다. 좌우 측면부에 시선이 걸리게 되면 흐린상, 어지러움을 느끼게 되어 누진렌즈의 적응이 힘들어진다.**

누진다초점렌즈는 검사처방과 조제가공 과정에서 아주 정교한 작업수행이 필요하고 안경착용자의 평소 시습관, 광학적인 데이터(동공간 거리, 하부림에서 동공까지의 거리, 경사각, 안면각, 시선의 이동량), 해부학적인 신체조건, 누진대의 길이, 렌즈의 디자인(소프트형 설계, 하드형 설계) 등 변수조건이 너무나도 많다. 오죽하면 대형 안경체인 D사의 판촉광고물을 보면 "한 달 내로 적응하지 못하면 100% 환불"

이런 문구가 있을까? 누진적응에 실패하는 이가 많다는 이야기이다. 이런 이유로 안과에서 단순히 도수와 ADD 값만 처방받아와서는 더욱 적응이 어렵다.

광학렌즈 회사의 기술 발전!

요즘은 광학렌즈 회사의 기술력이 크게 발달해서 대다수의 노인분들도 누진렌즈 적응을 잘 하는 편이다. 누진렌즈는 1950년대 프랑스, E사에서 처음 개발하여 약 70년이 넘는 기간 동안 꾸준히 발전을 거듭해왔다. 많은 렌즈회사에서는 누진렌즈 착용자의 불편감과 클레임에 대한 빅데이터를 분석하고 보완하여 꾸준히 발전하고 있다.

시험착용 누진렌즈를 활용해보아라

누진렌즈를 효율적으로 잘 적응하기 위한 팁(Tip)을 주자면, 안경원에 비치된 시험착용 누진렌즈를 사용하면서 나의 누진 적응력을 테스트해보면 좋다. 안경원에 시험착용 누진렌즈가 비치되어 있기 때문에 착용해보고 적응할 수 있을지, 적응하기 어려울지를 대략적으로 예측할 수 있다. 이는 누진렌즈의 등급을 선택하는데 도움을 줄 수 있다. 누진렌즈를 선택하는데 있어서 가격에만 초점을 맞춘다면 편안한 렌즈를 맞추기가 어려울 수 있다는 점을 기억하자. 다음 페이지에 누진다초점렌즈와 가격의 상관관계를 언급하였다.

누진다초점렌즈와 가격의 상관성?

누진다초점렌즈의 수차부는 가장 큰 결함이자 단점이라고 할 수 있다. 그래서 이 좌우측 수차부가 적게 설계된 렌즈일수록 광학적으로 우수한 누진다초점렌즈라고 표현한다. 이러한 누진렌즈의 디자인 때문에, 평소 시생활습관이 좌우 시선이동이 잦거나 성격이 급하고 신경질적이거나 동적 활동이 많은 사람은 적응이 조금 힘들 수 있다고 하였다.

누진다초점렌즈를 빠르게 적응하고 잘 쓰기 위해서는 초기적응단계에서 정적인 시생활을

하거나(주로 실내에서 사용하면서 천천히 착용시간을 늘려간다), 적응되기 전까지 시선이동을 상하로 움직이는 습관을 들이면 적응에 도움이 된다. **좌측이나 우측의 사물을 바라볼 때, 눈만 돌리지 말고 의식적으로 목을 움직여서 보는 습관을 들인다.**

누진다초점렌즈의 초기 어지러움은 지극히 자연스러운 현상이다. 뇌에서 바뀐 시환경을 받아들이는 능력은 개개인마다 천차만별이기 때문에 적응이 더딘 거에 대해서는 크게 걱정하지 않아도 좋다. **하루에 6~8시간 이상 착용하도록 하고 최소 2주일에서 길면 한 달까지는 적응하도록 노력해본다.** 그래도 적응이 안된다면 안경사에게 안경을 재점검받거나 피팅을 받아보고 최후의 수단으로 렌즈의 디자인이나 렌즈 등급을 바꿔볼 것을 권한다.

누진다초점렌즈의 등급을 상향하는 것은 부담스러운 일이다. 그 이유는 가격이 만만치 않기 때문이다. 그럼에도 불구하고 대다수의 사람들은(이미 누진렌즈를 한두번 이상 써본 경우) 고사양의 누진렌즈를 찾는다. **누진렌즈는 단초점일반렌즈와는 달리 가격과 비례하여 광학적 성능의 차이가 확연하고 착용자 또한 그 차이를 체감할 수 있다.**

다음 페이지의 그림을 보면 누진렌즈 제품의 등급에 따른 시야범위를 이해하기 쉬울 것이다.

* 구면 도수, 난시 도수, 난시 축방향, ADD 등이 동일하다는 조건하에 누진렌즈의 시야범위를 구현해보았다.

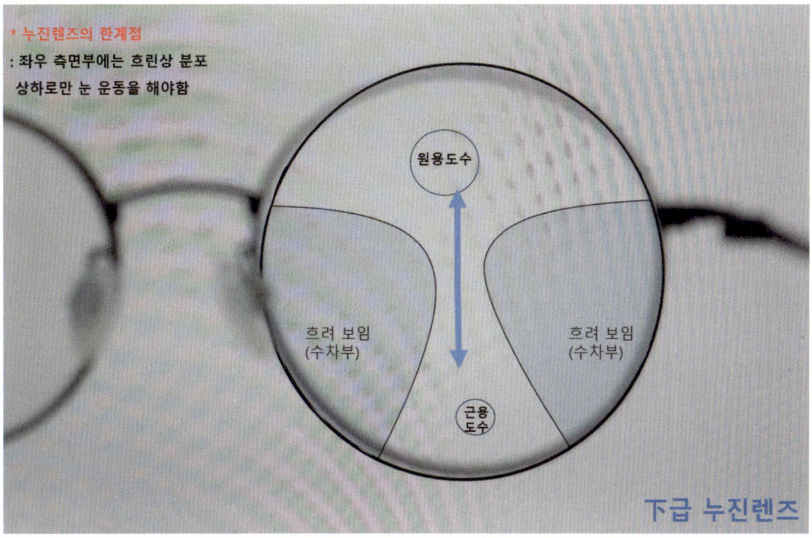

낮은 등급의 누진렌즈(下급 누진렌즈)일수록 좌우의 수차부가 넓게 분포되어 있기 때문에 선명하게 볼 수 있는 시야 범위가 좁다. 하지만 착용자의 성격이 크게 예민하지 않고 평소에 목 운동을 잘하는 습관이 잡혀있고 광학적 데이터(구면 도수, 난시 도수, 축, ADD 등)가 누진렌즈를 쓰기에 어렵지 않은 수치라면 낮은 등급의 누진렌

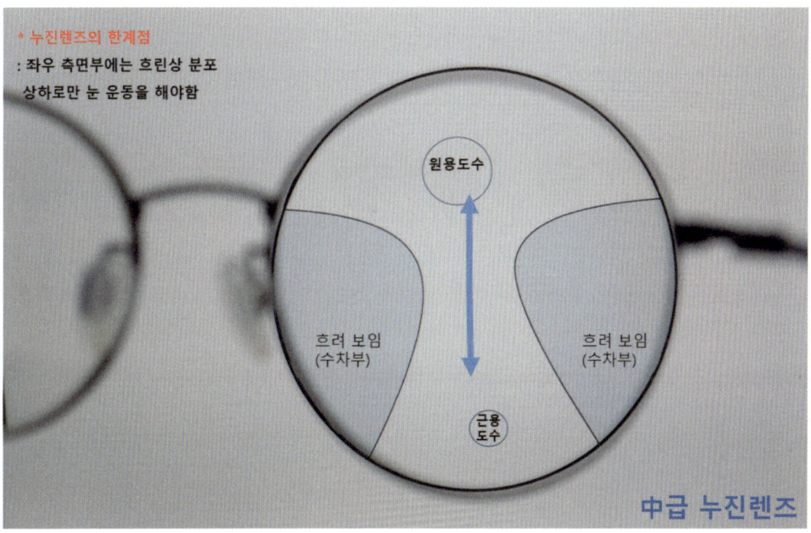

즈도 도전할 만하다.

등급을 한 단계 높이고 나니까 중간부와 근거리 시야부가 넓어진 것을 확인할 수 있다(中급 누진렌즈).

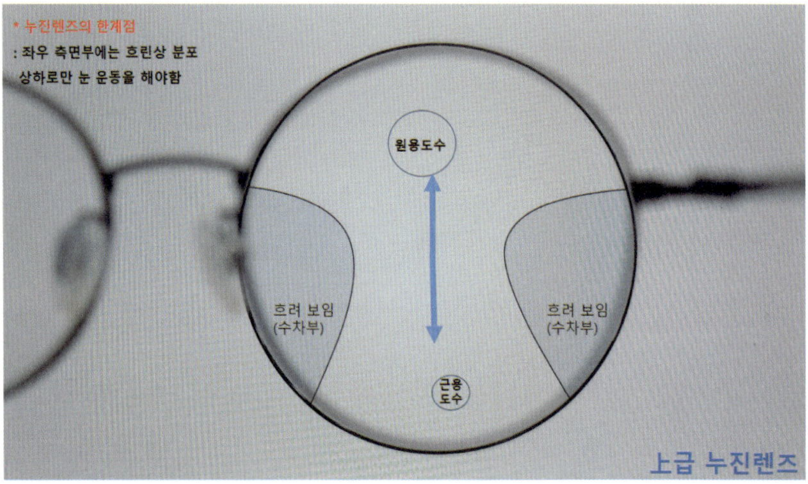

누진렌즈의 등급을 더욱 높혔더니(上급 누진렌즈) 좌우의 수차부(흐린부분)가 좁아지고 선명하게 볼 수 있는 시야부가 조금 더 넓어졌다. 안타깝지만, 누진렌즈 설계 기술의 차이는 렌즈가격과 비례하는 경향이 있다.

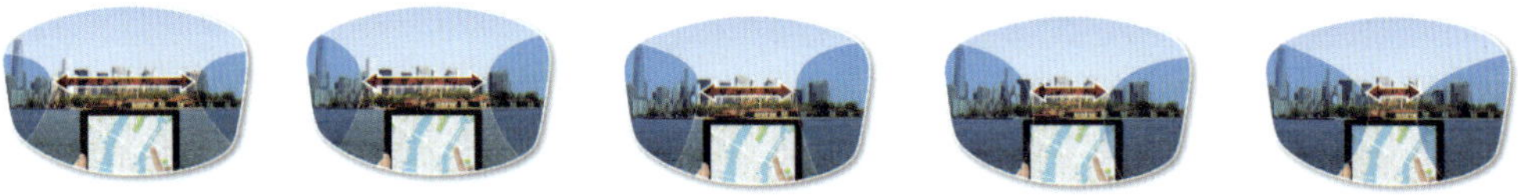

누진렌즈의 등급에 따른 시야범위를 보여주는 것으로 맨 우측의 누진렌즈가 가장 낮은 등급이고 좌측으로 갈수록 측면부 수차제어가 잘 된 고급렌즈이다. (자료제공: 에실로코리아)

(2) 기능성 렌즈(피로완화 렌즈) – 젊은 노안들! 일단 써봐. 신세계를 경험하게 될 거야!

최근 디지털기기의 폭발적인 보급과 가혹한 시생활로 인해 상대적으로 젊은 30대 중반쯤 이른 나이에 노안이 시작되고 있다. 이러한 수요에 발맞춰서 안경렌즈 회사에서는 **3040세대를 위한 기능성 렌즈를 출시하고 있다. 일명 안정피로완화 렌즈라고 한다.** 회사별로 다양한 제품이 있지만 기본적인 설계는 누진렌즈와 비슷하고 근거리를 볼 때에 도움을 줄 수 있는 (+)방향의 도수가 누진적으로 배치되어 있다. 인간이 근거리 작업(스마트폰을 보거나, 컴퓨터 작업, 독서 등)을 할 때는 해부생리학적으로 시선이 살짝 아래로 향하게 된다. 이러한 점을 착안하여 안경렌즈의 하단부에 근거리 도수가 부가되는 것이다. 하단부의 도수는 과도한 근육의 수축(조절 발생)을 완화시켜 주는 원리로 **과도하게 조절을 하는 사람(장시간 근업에 집중하는 수험생, 직장인 등)에게 효과적이다.** 눈 피로의 원인이 과도한 근업으로 인한 섬모체근 기능 저하라면 아주

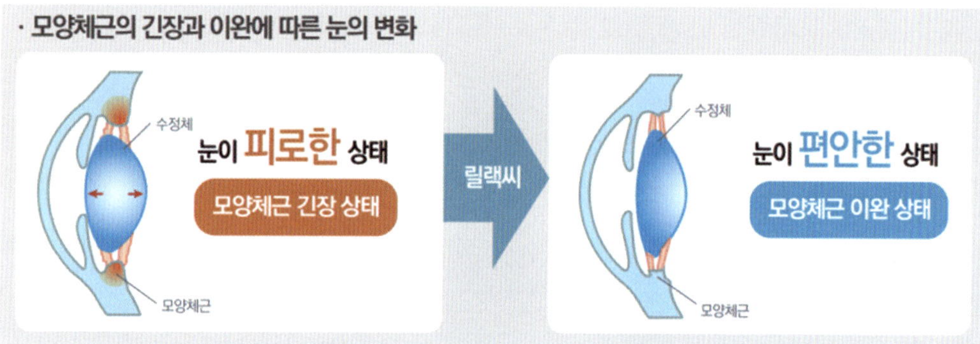

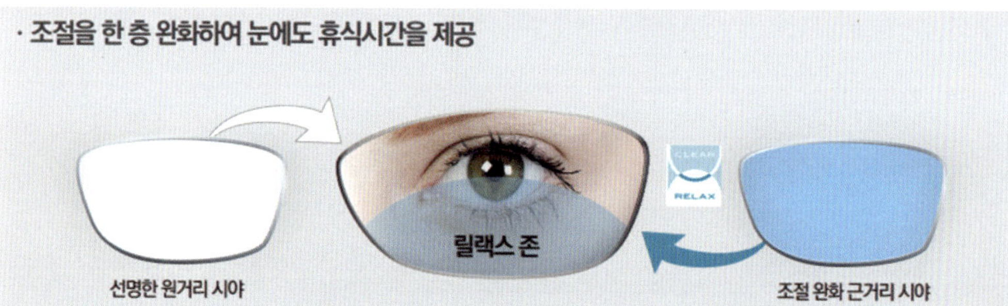

*안정피로완화 렌즈는 눈의 모양체근(=섬모체근)을 쉬도록 해준다. 섬모체근을 이완시켜서 조절작용을 덜 하도록(조절완화)하여 눈의 피로를 풀어주는 것이다.
가까운 거리의 물체를 볼 때 눈의 시선이 아래로 내려오는 생리학적 특징을 고려하여 안경의 하단부에 (+) 도수가 배치되어 있는 것이다. 이 회사에서는 "릴랙스 존"이라는 명칭을 만들어서 설명하기 쉽게 표현하였다. 근업이 많은 사람 즉, 과도한 조절을 하는 사람이 이 렌즈를 쓰면 눈 근육이 릴랙스(Relax) 된다.
(자료제공: 에실로코리아)

효과적이고 착용자의 만족도가 높다. 본문 p.113은 광학렌즈 회사에서 제공한 피로완화 렌즈의 설명이다.

다만, 필자가 당부하고 싶은 주의사항이 있다. 양안시기능의 문제인 근거리 외사위 또는 근거리 폭주부족을 가지고 있고 그로 인한 자각증상이 있는 경우에는 피로완화렌즈가 큰 효과 없이 오히려 불편한 렌즈가 될 수도 있기 때문에 양안시이상의 유무를 확인해야 한다. 무조건 값비싼 기능성 렌즈가 값어치를 하고 내 눈에 도움이 되는 것이 아니라 내 눈 상태에 맞는 렌즈를 찾는 것이 중요하다. 먼저 정확한 시력검사를 받은 후 상담받는 것을 제안한다.

한편, 피로완화렌즈와 비슷한 원리로 개발된 어린이 근시진행 완화렌즈가 있는데 SCI급 논문에 근시완화 효과를 보았다는 연구결과가 발표되었다.

근시진행 완화렌즈는 광학회사에서 각기 다른 브랜드명으로 출시하고 있는데 눈 근육의 과조절을 완화시켜서 근시의 진행을 늦춰주는 효과가 있다. 과도한 조절발생은 근육의 수축, 경직을 유도하고 초점이탈 이론(본문 p.162 참고)에 의해서 근시의 진행을 가속화하기에 단기간 내에(6개월) 도수가 4~5단계(1.00~1.25 D) 이상 변화를 보인 아이에게 추천해 볼 만하다.

HHS Public Access

Author manuscript

Optom Vis Sci. Author manuscript; available in PMC 2015 December 30.

Published in final edited form as:

Optom Vis Sci. 2010 September ; 87(9): 631–641. doi:10.1097/OPX.0b013e3181ea19c7.

Spectacle Lenses Designed to Reduce Progression of Myopia: 12-Month Results

Padmaja Sankaridurg, PhD, **Leslie Donovan, BOptom**, **Saulius Varnas, PhD**, **Arthur Ho, PhD**, **Xiang Chen, MS**, **Aldo Martinez, PhD, FAAO**, **Scott Fisher, BScPsych**, **Zhi Lin, MSc**, **Earl L. Smith III, PhD, FAAO**, **Jian Ge, MD**, and **Brien Holden, PhD, FAAO**

Institute for Eye Research, Sydney, New South Wales, Australia (PS, LD, AH, AM, BH), Vision Co-operative Research Centre, Sydney, New South Wales, Australia (PS, LD, AH, AM, BH), School of Optometry and Vision Science, University of New South Wales, Sydney, New South Wales, Australia (PS, AH, XC, JG, BH), Carl Zeiss Vision, Adelaide, South Australia, Australia (SV, SF), International Clinical Trials Center, Zhongshan Ophthalmic Centre, SunYat Sen University, Guangzhou, People's Republic of China (XC, ZL, JG), and College of Optometry, University of Houston, Houston, Texas (ELS)

Abstract

Purpose—To report the results of 12-month wear of three novel spectacle lens designs intended to reduce peripheral hyperopic defocus and one standard design control lens and their effect on the progression of myopia in Chinese children aged 6 to 16 years.

Methods—Chinese children (n = 210) with myopia (−0.75 D to −3.50 D sphere, cylinder ≤ −1.50 D) were randomized to one of four groups wearing either one of three novel spectacle lens designs (types I, II, or III) or conventional, single-vision spectacle lenses. Data were collected at 6 and 12 months. Primary and secondary outcome measures were the changes in central cycloplegic autorefraction and eye axial length, respectively. Peripheral refraction along the horizontal meridian (nasal and temporal) was taken at baseline with and without spectacle lenses. Multivariate linear regression was used to adjust analyses for important covariates.

Results—Progression in eyes wearing control spectacle lenses at 6 and 12 months was −0.55 D ± 0.35 D and −0.78 ± 0.50 D, respectively. For the entire group, no statistically significant differences were observed in the rates of progression with the novel designs in comparison to control spectacle lenses. However, in younger children (6 to 12 years) with parental history of myopia (n = 100), there was significantly less progression (−0.68 D ± 0.47 D vs. −0.97 D ± 0.48 D) with lens type III compared with control spectacles (mean difference, 0.29 D, std error, 0.11, $p = 0.038$).

Conclusions—There were no statistically significant differences in the rate of progression of myopia between the control and novel lens wearing eyes for the age group 6 to 16 years. The finding of reduced progression of myopia with type III lens design in younger children with parental myopia needs to be validated in a more targeted study.

출처: OPTOMETRY AND VISIONSCIENCE 학회지.
"Spectacle lens designed to reduce progression of myopia: 12month results"

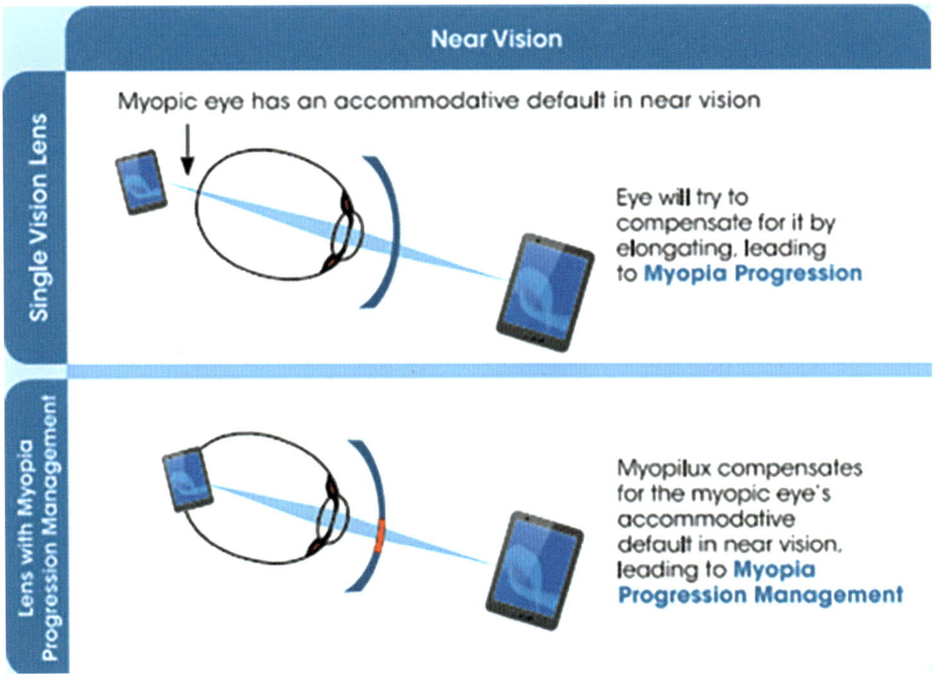

위 그림은 Single vision lens로 일반 단초점안경을 의미하고 아래 그림은 근시진행 완화렌즈를 표현한 것이다. 대부분의 근시진행 완화렌즈는 이와 같은 원리로 하단부에 (+)디옵터가 부가되어 근거리에서 조절을 보상한다. 즉, 조절을 덜 하게 끔 도와준다. (자료제공: 에실로코리아)

(3) 청광 차단렌즈 – 스마트폰을 사용하면서 이걸 안 쓰다니!

실내에서는 청색광(블루라이트)에 유의하자!

청색파장(380~500 nm)은 인간이 감지하는 가시광선(380~780 nm) 중에서 파장이 짧고 에너지 세기가 가장 강한 푸른색 계열의 광선을 말한다. 청색광의 유해성에 대한 논란은 현재진행형이다. 동물실험에서 청색광을 장시간 쪼인 결과, 망막에 드루젠이 발생되고 황반(망막에서 최고도의 시력을 구현하는 부분)이 손상되었기에 청색광이 유해하다는 주장이 있는 반면, 인간에게 장시간 청색광을 노출시켜 실험한 결과가 없기 때문에 청색광의 유해성에 대한 근거가 부족하다는 주장도 있다. 아무래도 장기간에 걸쳐 비윤리적인 실험을 인간에게 적용하기 어려운 점, 황반이 단기간 내에 급격하게 손상되지 않는 점, 그리고 청색광만으로 황반이 손상되었다는 인과관계 입증이 어려운 이유로 과학적 근거 제시가 쉽지 않을 것 같다. 또한 자연광 안에서도 청색광이 존재하기 때문에 이제 와서 청색광이 해로울리는 없다고 주장하는 이도 있다. 추가로 세계적으로 유명한 국제학술지 '네이처'에 2016년 게재된 논문과 미국 안과협회(AAO)의 발표에 따르면 멀티미디어 기기의 청색광 파장이 눈을 손상시키는 주요 원인으로 과학적 근거가 부족하다고 하였다. 더불어 태양 빛에서 노출되는 블루라이트의 양이 멀티미디어 화면에서 나오는 청색광보다 많다고 주장하였다.

하지만, 청색광의 위험성에 대해서 여전히 신경이 쓰이는 점이 있다. 동물실험에서 확연히 청색광으로 인한 망막의 비가역적인 손상을 확인한 점과 인간의 눈이 자연광과 인공광을 수용하는 거리가 다르다는 점이다. 아직 인간에 대한 유해성 실험이 확실히 증명되지 않았다고 해서 무분별하게 청색광에 노출되는 건 위험하다고 생각한다. 혹자가 "내가 스마트폰을 10년 이상 사용해보았는데 눈에 특별한 이상이 없고 시력이 1.0이다. 고로 스마트폰의 청색광은 인체에 무해하다."고 주장한다고 하면 논리적으로 받아들일 수 있겠는가?

한편, 청색광의 유해성을 주장하는 측과 반대 측 모두 청색광이 수면의 질에 좋지 않다는 공통된 의견을 보이고 있다. 청색광이 숙면을 돕는 호르몬(멜라토닌)을 억제하여 잠들기 전에 스마트폰을 보면 숙면에 방해된다고 한다.

필자는 청색광의 유해성 단서들이 조금씩 나타나고 있기에 조심해야 한다는 입장이다. 스마트폰 등의 멀티미디어 기기의 대중화 이후 황반변성이 전 세계적으로 증가하였고 특히 노화와 관련성이 적은 20~30대 층에서 황반변성(황반변성은 원래 노화가 주요 위험인자이다) 환자가 증가한 점은 주의 깊게 생각해봐야 한다. 또한 자연광에서 발산되는 청색광이 인간의 눈으로 들어오는 거리와 스마트폰을 사용하는 작업거리는 큰 차이가 있다는 점도 고려해야 한다. 보통 스마트폰 등의 멀티미디어 기기를 사용할 때 30~40 cm의 짧은 거리에서 장시간을 사용하기에 망막세포 건강에 결코 좋지 않을 것이다. 우리가 대표적으로 많이 사용하는 디지털기기 중에서 스마트폰 > 노트북 > TV 순으로 청색광의 노출량이 높다고 알려져 있는데 요즘 청소년

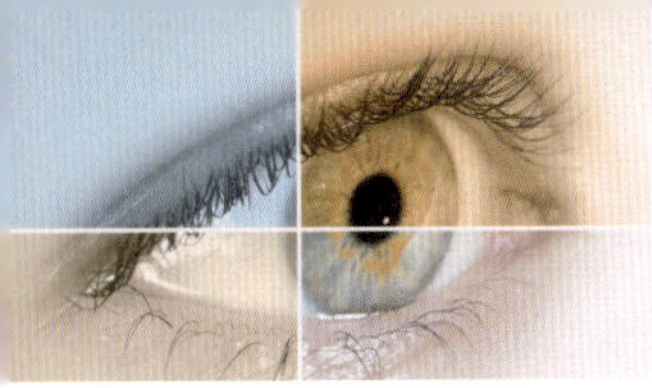

들은 근거리에서 스마트폰을 과도하게 사용한다. 간혹 어린 청소년들은 어두운 방안에서(불을 끄고) 잠들기 직전까지 장시간 스마트폰을 보곤 한다. **어두운 곳에서 동공은 더욱 크게 확장이 되는데 이때 스마트폰에서 발생하는 청색광이 눈 안으로 훨씬 더 많이 쏟아져 들어오기에 위험하다.** 아무래도 청색광의 유해성 논란은 한참의 시간 동안 갑론을박이 계속될 것이다. 한편, 광학렌즈 회사에서는 일반안경(근시, 원시, 난시 안경)에 청색광 차단 기능을 추가한 기능성 렌즈를 출시하고 있다. 그 외에도 청색광 차단렌즈는 안질환 치료를 받고 있는 자, 라식 및 라섹 등의 굴절교정 수술을 한 자들에게도 눈 보호용 안경으로 사용되고 있는데 비슷한 종류로 운전자 안전용 렌즈가 있다. 이 렌즈는 푸른 계열의 빛을 반사시키고 특히 야간운전할 때 자동차 헤드라이트의 번지는 빛을 차단해주어(눈부심을 야기하는 파장을 선별적으로 차단) 안전한 운전을 돕는다고 한다.

(4) 자외선 차단렌즈 – 18세 이전에 평생 받는 자외선을 다 받는다고?!

***실외에서는 자외선을 조심!**

***백내장 유발(수정체혼탁)의 주요 인자**

자외선 차단제를 피부에 바르는 것이 보편화되어 있다. 이제는 어지간한 중장년층 남성분들도 아침에 세수하고 나서 자외선 차단제를 찾아 바르는 시대이다. 자외선이 피부노화를 촉진시키고 기미, 잡티의 원인이라는 사실이 많이 알려져서 "자외선은 피부의 적!"이라는 경각심이 있는 것 같다. 그런데 아직까지도 눈 속에 들어가는 자외선에 대해서는 관대한 것 같다. 이러한 관념이 이제는 바뀌었으면 한다.

●자외선은 수정체, 각결막에 질환을 유발한다.

(자외선의 해악은 본문 p.164에 자세히 언급해놓았다)

1. 어린아이 눈에는 자외선을 흡수하는 조직이 발달되지 않아서 평생 받는 자외선의 절반 이상이 10대 때 노출된다.

2. 자외선의 누적은 백내장을 유발한다.

3. 야외활동이 많은 자에게서 검열반, 군날개 등의 안질환이 발생한다.

필자는 안보건을 연구하고 가르치는 입장으로 독자분들에게 실외에서 자외선 차단에 신경을 쓰자고 제안한다. 특히, **자외선지수가 높은 날에는 선글라스나 자외선 차단 안경을 착용하고 외출해야 한다. 흔한 생각으로 자외선 차단을 위해서 선글라스를 먼저 떠올리는데 우리가 쓰고 있는 투명한 근시, 난시, 원시 안경도 대부분 95% 이상의 자외선 차단 효과가 있다.** 투명한 안경렌즈가 어떻게 자외선을 차단할 수 있을까? 하고 생각할 수 있는데 원래 자외선은 우리 눈으로 볼 수 있는 영역대의 광선이 아니다. 그래서 외출 시에는 원래 안경을 쓰지 않는 정시안(정상 눈)의 경우에도 패션아이템으로 도수가 없는 무(無)도수 안경을 하나쯤 장만해서 쓰고 다니길 권한다.

(5) 프리즘 렌즈(어시스트 렌즈) – 집중력 강화렌즈!

정상 눈이 프리즘 렌즈를 쓴다고 집중력이 좋아지고 눈이 편안해지는 것은 아니다. 양안시 기능에 이상이 있는 즉, 잠복성 사시(사위)가 있는 눈은 남들보다 집중력이 현저하게 저하되는데 이들에게 도움이 되는 렌즈이다.

사위안 대해서는 본문 p.48에 상세히 언급해놓았다. 앞에 언급한 부분을 참고하면 이해하기에 도움이 될 것 같다.

눈을 붙들고 있는 근육 즉, 외안근의 이상 문제는 안구위치를 비뚤어지게 한다. 심하게 틀어지게 되면 사시라고 하고 그보다 경한 정도는 사위(잠복성사시)라고 한다. **사위가 있는 경우에는 비뚤어진 안구의 위치를 바로잡기 위한 외안근의 힘이 요구되는데 필요 이상의 힘이 늘 요구되기 때문에(잠잘 때 빼고 눈을 뜨고 있는 일상에서 외안근의 힘이 과하게 발생하는 눈이다) 늘 눈이 피곤하다. 항상 남보다 근육의 수축과 긴장이 더 자극되기 때문에 피로감과 집중력 저하 문제가 따라오게 된다.** 이러한 경우에는 빛의 방향이 바꾸어주는 특수렌즈인 프리즘 렌즈를 처방하게 되면 눈의 피로가 경감되고 편안해지면서 집중력의 개선에도 효과적이다. **평생 동안 이유도 모른 채 눈이 피곤하고 머리가 아프고 근업에 집중하지 못하는 사람들이 사위안인 경우가 많다. 이들에게 프리즘 렌즈는 드라마틱하고 마법 같은 안경이 되는 것이다.**

아래 그림(외사위)을 보면 우측 눈이 바깥쪽으로 조금 편위 되어있어서 양안시기능(두 눈으로 선명한 상 보기)을 하려면 외안근이 항상 코쪽 방향으로 더 움직여줘야 한다(사위안은 정위안에 비해 항상 더 많은 근육운동을 함). 그로 인해 피로감과 사물이 두 개로 보임(복시)이 발생하는데 이때 BI(Base In) 프리즘 렌즈로 빛의 방향을 바꾸어서 코방향으로 움직이는 안구운동을 덜 하게 끔 하는 것이다. **프리즘 렌즈는 눈 근육의 힘을 어시스트 해주는 렌즈**라고 이해하면 되겠다.

사위안의 처방은 되도록 시훈련(Vision Training), 안경도수의 가감법, 프리즘 처방 순으로 접근하는 것이 효율적이다. 일반적으로 내사위안(눈이 안쪽으로 몰려있는)에서는 시훈련보다는 처음부터 프리즘 처방을 했을 때 효과와 만족도가 높다. 외사위안의 경우에는 안경도수 조정, 시훈련의 적용이 효과적이고 최후의 수단으로 프

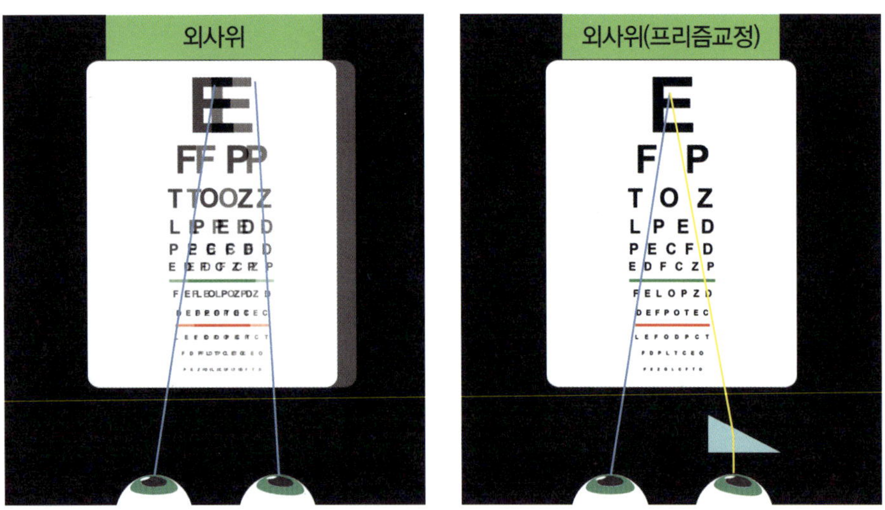

리즘을 처방을 고려한다.

참고로 미국 안경원에서는 루틴(Routine)으로 사위안에게 프리즘 안경처방이 이뤄지고 있다.

〈주마다 차이는 있지만 미국에서는 다음과 같은 프로세스가 일반적이다〉

- **안과병원에서 care**: 안구를 지탱하는 외안근육의 밸런스가 심하게 무너지는 사시(Strabismus)는 의학적 이상이라고 판단하여 수술
- **안경원에서 care**: 눈이 완전히 돌아가기 전단계인 잠복성 사시(사위)는 비수술 처치로 프리즘 안경이나 시훈련(Vision Training)을 통해서 해결

안경렌즈(프리즘 렌즈)와 시훈련으로 잠복성 사시라는 것을 교정하는 것이 생소하게 들리겠지만 필자 또한 사위안에서 시훈련으로 시기능의 개선을 이끌어 낸 연구논문을 발표한 적이 있다.

참고

- 한국안광학회지 연구논문. “내사시를 동반한 하사시의 시기능 훈련 임상사례”
- 대한시과학회지 연구논문. “눈벌림 부족형 내사시에서 성공적인 시기능 훈련의 임상사례”

양안시이상(사위), 사위증상이 있는 자에게는 프리즘 안경, 시훈련 처방이 구세주 같고 마법처럼 느껴질 것이다.

그렇다고 뭐 대단하고 특별한 것은 아니다.

초점이 망막에 정확하게 일치하지 않아서 근시, 원시 도수안경을 쓰듯이 눈 근육의 밸런스가 맞지 않아 발생한 사위안을 시훈련으로 또는 프리즘안경으로 도와주어 피로를 감소시켜주는 것일 뿐이다. 사위로 인한 불편감으로 늘 피곤한 눈으로 지내다가 개선된 시기능으로 시생활을 하게 되면 당연히 눈 근육이 편안해지고 안정화되어 집중력이 높아질 수밖에 없다. 독자 중에 혹시 사위 증상으로(본문 p.62 참고) 고생하고 있는 이가 있다면 지금 당장 사위검사를 받아보도록 하자.

Q&A-안경에 대한 오해를 풀자

안경에 대한 궁금증, 다양한 속설에 대해서 명쾌한 답변을 하고자 한다. 필자는 현재 안경광학과 교수로서 안광학을 연구하고 배운 것과 관련 논문자료를 토대로 객관적이고 과학적인 설명을 덧붙였다.

일반인들이 가장 궁금해하고 알고 싶어 하는 질문을 선별하기 위해서 20~30대 층 50명, 40~50대 층 50명, 60대 이상 50명, 총 150명에게 설문조사를 하여 공통적으로 많이 선택된 질문 20개에 대한 답을 하는 방식을 취했다.

Q1 안경을 쓰기 시작하면서 우리 아이 눈이 계속 나빠지는 것 같아서 안경을 씌우는 것을 최대한 늦추거나 안 씌우고 싶어요.

A 위와 같은 내용이 인터넷, 사람들 입소문으로 돌아다니는 속설과 논란이 많은 궁금증이 아닐까 생각이 든다. 학계의 일반적인 의견은, 성장하면서 굴절이상(근시, 원시, 난시)의 문제는 약시의 발생, 시생활의 저하 등의 원인이 되므로 적극적으로 시력교정(어린이는 6개월에 한번씩 시력검사, 성인은 1년에 한번씩 시력검사)을 하여 건강한 시기능을 유지하도록 권고하고 있다.

그런데 문제는 안경을 한번 쓰게 되면 눈이 계속 나빠지는 느낌이 들고 실제로도 안경의 도수가 높아진다는 사실을 경험하게 된다. 여기서 우리가 정확하게 알아야 할 정보가 세가지 있다.

첫째는, 안경을 쓰던 안 쓰든 간에 성인이 될 때까지 근시가 계속 진행된다는 점이다.

다음 페이지의 그림을 보면서 이해하도록 하자.

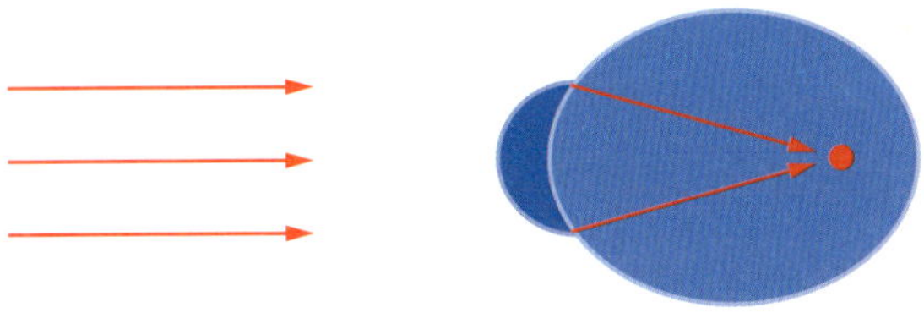

근시 발생
초점의 위치(빨간점)가
망막 앞에 맺혀서
흐린 상이 보임

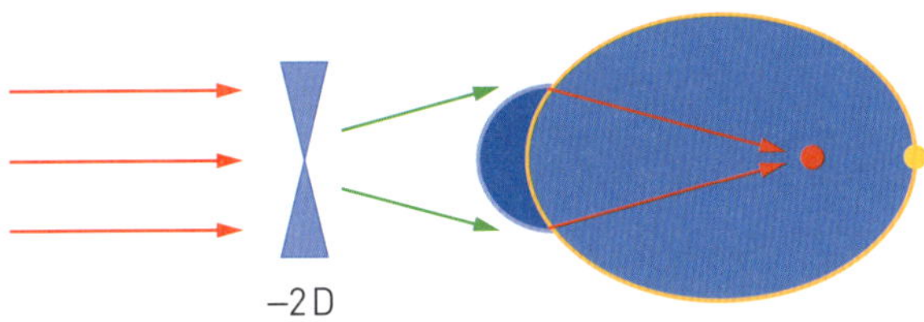

오목렌즈로 초점의 위치를
빨간점→노란점으로
이동시켜서 망막에 맺게함
선명한 상이 보임
정시가 되었음

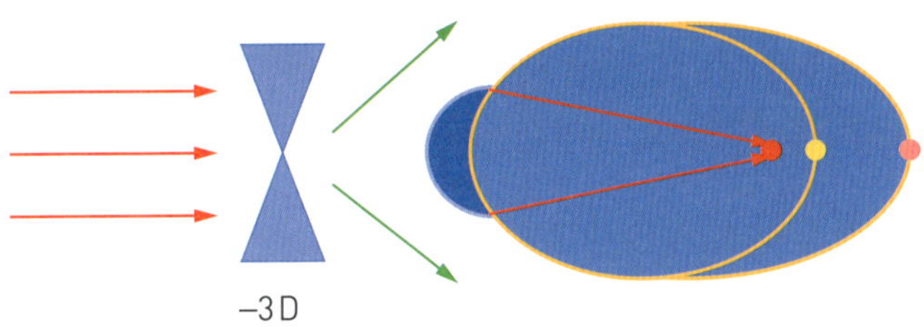

6개월 정도 지난 후
안구길이(안축장)이 자라서
과거에 교정된 노란점의 위치로는
선명한 상을 볼 수 없다.
도수를 더욱 높여서 노란점→
분홍점으로 이동시켜야 정시가 됨

〈성장기의 아이들, 키가 훌쩍 크듯이 안구길이도 계속 자란다〉

일반적으로 발생하는 근시의 약 80~90%는 단순근시(학교근시)의 형태이다. 7~20세까지 키가 커지고, 덩치가 커지고, 얼굴이 커지듯이, 안구도 성장하여 안구길이(안축장)가 늘어나게 된다. 특히 성장기 어린이들의 키는 1년에도 10 cm씩 쑥쑥 크게 되는데 이 시기쯤에 안구 길이도 늘어나고 그에 따라 안경도수도 높아진다. 첫 번째 그림을 보면 외부의 광선이 안구 내부로 들어와서 망막 앞에 초점이 맺어진 근시안 상태이다. 두 번째 그림은 이러한 근시안의 눈앞에 −2 D 오목렌즈를 두어서 빨간점 위치를 노란점 위치로 초점을 이동시켜준 것이다. 이렇게 근시교정 안경을 쓰게 되면 망막에 초점이 도달했기 때문에 물체를 선명하게 볼 수 있게 된다. 그런데 시간이 흘러 약 6개월 정도 지난 후 안구의 길이가 또 자라게 되면 과거에 교정해놓은 노란점이 망막에 있지 않게 된다. 그러면 기존의 근시교정 안경을 폐기하고 새로운 교정안경으로 노란점 위치를 분홍점으로 이동시켜야 한다. 즉, 더 높은 도수의 안경이 필요하다. 위 그림을 보면 −2 D 안경을 쓰다가 6개월 후 −3 D 안경으로(도수를 더 올려서) 교정하였다.

보통 안경을 처음 착용하는 시기(8세~13세)부터 몸이 크게 성장하고 덩달아 안구의 길이도 지속적으로 늘어나다 보니(그 시기가 맞물리다 보니) 한번 안경을 쓰면 계속 도수가 높아지고 눈이 나빠진다고 착각을 하는 것이다. 이때 안경을 안 씌워도 혹은, 씌워도 안구길이는 20세까지 계속 늘어나고 자란다. 즉, 점점 더 높은 도수의 근시안이 된다. 그래서 7세부터 20세 성인이 될 때까지 주기적으로 시력을 체크하고 안경을 교체해주게 된다. 부모님 입장에서는, 아이에게 돈을 들여서 안경을 맞춰놨는데... 몇 달 후 안경이 안 보인다고 하고 또 몇 달 지나서 안경이 안 보인다고 하니 답답할 노릇이겠지만... 성인될 때까지 어쩔 수 없이 반복적으로 안경을 교체해야 한다.

지금도 제3세계 국가에서는 영양결핍과 낙후된 의료보건 서비스로 인해 시력 저하를 겪는 아이들이 많다. 제때 교정 받지 못하여 약시가 발생하거나 저시력으로 살아가게 되는 안타까운 아이들이 수도 없이 많다. 주기적인 지출과 더불어 아이의 도수가 높아지는 것을 속상하게만 생각하지 말고 발상을 전환해보자.

"우리 아이가 무럭무럭 잘 자라고 있구나! 또 이만큼 컸구나!"라고 생각해보면 어떨까?

둘째는, 제때 시력을 교정하지 않고 버텼다가 집중력 저하와 약시가 발생될 수 있다는 점이다. 혹자는 안경을 새롭게 맞추는 비용을 아끼기 위해 시력검사 주기를 늘려서 1년 혹은 2년 후에 방문해서 도수를 맞추는 경우가 있는데 바람직하지 않다. 성장기의 아이들은 항상 선명한 시력을 보게 하여 원활한 시기능을 발휘하게 해야 한다. 그래야 건강한 시기능이 유지되고 뇌발달에 도움이 된다. 그런데 아이의 눈에 장시간 동안 흐린상이 맺혀지고 근시, 원시, 난시 등의 미교정 상태가 오래 지속되면 책을 읽고 시생활하는데 장애가 생겨 집중력이 떨어질 수밖에 없다. 만약에 교정해야 할 도수가 높은데도 장시간 방치되면 평생 낮은 교정시력을 갖게 되는 약시가 발생할 수 있다.

(본문 p.42 굴절이상 약시 편 참조)

셋째는, 딱히 드라마틱 한 근시회복 훈련법이나 치료법이 없는 실정이기에 안경으로 시력을 교정하는 것이 가장 안전하고 효율적이다.

근시가 발생하여 시력이 저하되면 안경을 쓰는 방법외는 특별히 다른 방도가 없다. 라식이나 라섹 등의 굴절교정 수술도 근시의 성장이 끝나야(보통 20세까지 안구의 길이가 성장함) 적용할 수 있는 수술이다.

대답을 다시 정리하면,

1. 일단 근시가 발생하면 안경을 쓰던 안 쓰든 간에 성인될 때까지 계속해서 도수가 높아진다.
2. 성장기 아이에게는 늘 선명한 상을 맺게 하여 시기능을 유지시켜야 한다.
   약시 발생 우려, 집중력 저하 등의 문제 때문에 안경을 안 씌울 수가 없다.
3. 안축장은 성인이 될 때까지 길어지기 때문에 어린이에게 수술을 고려할 수도 없고 기타 다른 획기적인 근시회복법이 존재하지도 않는다.

그래서 아이의 시력검사 주기(6개월에 한번 씩)에 맞춰서 정기검사를 받도록 하고 시력 저하가 발생하면 정확하게 교정하여 건강한 시기능을 유지해야 한다.

Q2 시력이 어느 정도 되면 안경을 써야 하나요? 안경을 써야 하는 기준이 따로 있나요?

A 실생활에 불편함이 발생되는 수준(대략 0.6 미만)이면 안경을 써야 한다. 시력(Visual Acuity)이란 보려는 물체의 형태를 인지하는 능력을 말한다. 일반적으로 시력 측정하는 판단요소로 가시력(Visible), 분리력(Seperable), 가독력(Legible), 판별력

(Discriminable)으로 구성되어 있다. 다양한 시력표가 많이 출시되어 있지만 우리나라에서는 가독력을 측정하는 한천석시력표와 진용한 시력표를 많이 사용한다. 일반적으로 많은 사람들이 1.0의 시력을 정상으로 생각하지만(한천석 시력표에서 1.0 시표에 녹색라인이 그어져서 1.0 시력에 집착하는 것 같다) 실제로는 시력이 1.5, 2.0인 사람들도 많고 원거리 시생활을 많이 하는 몽골인, 에스키모인들은 평균 3.0~5.0의 시력을 가지고 있고 그 이상의 시력도 있다고 한다. 그래서 1.0의 시력을 무조건 정상시력이라고 생각하여 집착할 필요는 없다. 차라리 1.0이라는 시력을 "표준시력" 또는 "정상인의 최저치"라고 표현하는게 적절할 것 같다. 시력은 외부에서 들어온 광선이 대뇌(브로드만 영역 17번, 18번, 19번 피질의 복합적인 작용)에서 인식하는 현상이다. **망막에 맺히는 상의 명확도(Clarity)도 중요하지만 대뇌에서의 융복합 작용이 더 크다.** 이렇듯 시력검사 결과는 대뇌의 작용 및 기능이 포함된 부분이기에 수치화하기 힘들고 분석해내기도 매우 힘들다. 가령 세상에 1.0 시력을 가진 이들이 얼마나 많은가? 똑같이 1.0이라는 시력을 가진 이들의 시력을 분석하여 우열을 가려내기는 매우 어렵다. 생각해보면 시력표라는 도구는 매우 rough한 분석 도구이다.

대답을 정리하면, **시력표의 1.0이 정상시력의 절대적인 기준치가 아니라는 것이다. 안경을 꼭 써야 할 시력도 절대적인 기준이 딱 정해져 있지는 않다.** 사람이 살아가는 지역, 환경에 따라 시력표도 정상치도 달라질 수 있다. 그렇다고 시력이 매우 안 좋은 상태인데 안경을 안 쓰고 억지로 버티면 안된다. 약시 편에서 이야기했지만, 어린이의 경우에는 시기능의 발달과 유지를 위해서 늘 선명한 상을 보게 끔하는 것이 중요하다.

아래에 한천석 시력표를 보면 가운데쯤에 위치한 레드라인에 주목하자. 만약 당신이 레드라인 밑의 0.6 시표를 읽기 힘들어하는 수준이라면 안경을 착용하는 것이 권장된다. 0.6 시력은 일상생활에 볼 수 있는 칠판 글씨, 길거리 표지판, 버스, 전철 간판 등을 읽을 수 있는 마지노선이라고 보면 된다. 개인차는 있겠지만 0.6이 안되는 시력은 일상생활에 불편

감이 크다.

간혹 우리나라에서도 시력이 2.0이 넘는 경우도 있지만 시력표에서 1.5나 2.0으로 제한해 놓았다. 그 이유는 원래 시력검사의 목적이 눈이 얼마나 더 뛰어난지? 얼마나 좋은 기록이 나오는지? 를 측정하는 개념이 아니라 일상생활을 영위하는데 지장이 없는 시력이 나오는지를 확인하기 위함이여서 그렇다.

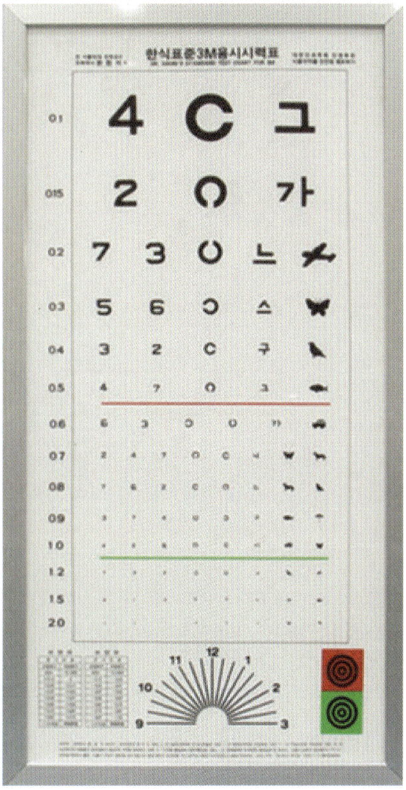

출처: 한식표준 3 m용 시시력표

Q3 안경 썼다 벗었다 하면 눈이 나빠지나요?

A 비(非)정시안이 안경을 착용하면 망막에서 벗어났던 초점이 망막에 위치하게 된다. 교정안경은 초점의 위치이동에만 관여할 뿐 눈을 좋게 하거나 나쁘게 하는 영향에 대한 과학적 근거는 없다. 돋보기(근거리 교정안경) 또한 마찬가지이다. 근거리를 볼 때는 눈 근육 힘이 좀 더 필요하게 되는데 노안은 초점을 이동시켜 줄 근육의 힘이 약해진 상태이다. 돋보기는 부족한 눈 근육의 힘을 도와주는 개념으로 생각하면 된다.

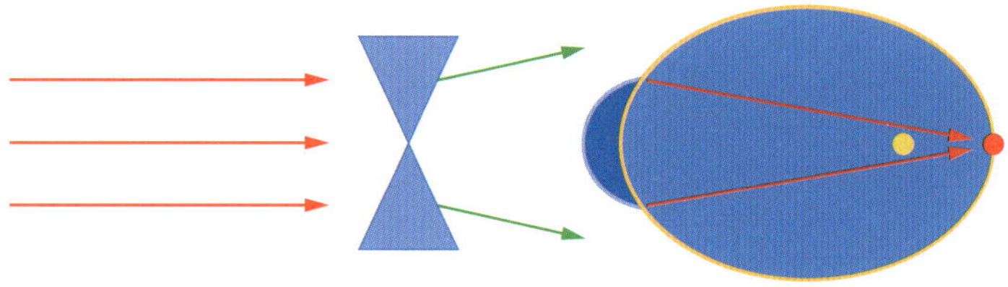

〈근시의 교정〉

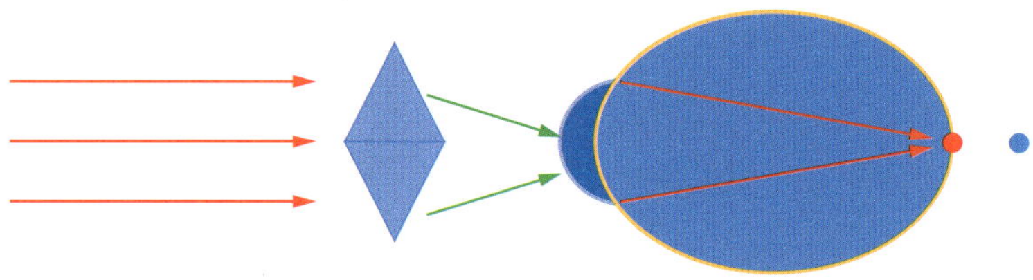

〈노안의 보정〉

- 위 그림: 근시안(노란점)은 눈의 굴절력이 강해서 초점이 망막 앞에 맺히는데 오목렌즈의 도움을 받아 망막으로 초점(빨간점)이 맺힘
- 아래 그림: 노안은 스스로 초점을 이동시킬 힘이 부족하여 망막 뒤에 초점(파란점)이 맺히는데 볼록렌즈의 도움을 받아서 망막으로 초점(빨간점)이 이동됨

단순히 비정시의 교정, 노안의 보정은 초점의 이동일 뿐이다.

그런데 왜 많은 사람들은 안경을 썼다가 벗었다 반복하면 눈이 더 나빠진 느낌을 받을까?

이유는 크게 두 가지이다.

첫째는, 근시 교정안경을 쓰는 사람과 돋보기를 쓰는 사람들의 대부분은 근시가 진행하고 있는 성장 과정의 학생이거나 노안이 진행되고 있는 시니어층이기 때문이다. 이들은 계속해서 안구의 길이가 길어지고, 섬모체 근육의 탄력, 수축성이 감소되어 시력 저하가 진행되는 눈이다. 즉, **눈이 점점 더 나빠지고 있는 과정 중의 사람들**이기 때문에 그런 느낌을 받는 것이다.

둘째는, 선명하게 보았던 과거의 기억 때문이다.

시각의 기능은 뇌에서 두 가지 기능으로 나뉜다. 망막에 상 이미지가 맺힌 것을 일차원적으로 받아들이는 기능과 기억과 인지에 대한 것을 종합하여 보는 이차적인 (고차원적인) 기능이다.

교정안경을 착용해서 선명한 상에 대한 인지, 기억이 생기게 되면(브로드만 18, 19번 영역의 이차시각연합 기능으로 선명한 상에 대한 기억 및 경험이 생김) 안경을 벗었을 때, 선명하게 보았던 과거 기억과 비교가 되기 때문에 눈이 나빠진 느낌을 받는다. 과거의 기억과 인지능력, 사고 관련 부분을 관장하는 곳이 브로드만 18번, 19영역의 대뇌인데 이 부위의 대뇌는 실제 시력의 향상 or 저하에도 영향을 미친다. 예를 들어, 한 사람(한국인)이 똑같은 크기의 문자 시력표를 보더라도 한글로 된 시력표를 보는 것과 불어로 된 시력표를 읽었을 때 시력차이가 발생한다. 즉, **고차원적인 해석, 독해, 인지능력이 측정되는 시력 결과에 영향을 미친다**는 이야기이다.

이해를 돕기 위해 오른쪽에 그림과 설명을 첨부했다.

코르비니안 브로드만이라는 독일의 신경학자는 대뇌를 세포, 조직학적 특성에 따라 52개 영역으로 구분하여 브로드만 영역이라고 발표하였다. 각 영역에는 해당하는 감각 기능이 있다. 대뇌에서 눈에 해당하는 영역은 뒤통수엽(후두엽)에 위치하고 일차 시각영역(17번), 시각연합영역(18, 19번)에서 시각기능을 담당한다.

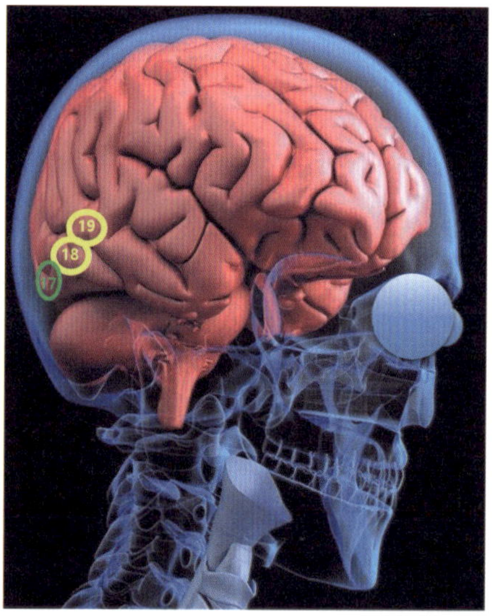

*17번 영역(녹색): 망막에 맺힌 상을 보는 일차적인 시각능력
18, 19번 영역(노란색): 기억, 인지, 이해 등 종합적인 기능 수행, 이차적인 시각능력

외부에서 안구를 통해 들어온 실제적인 시각정보(색상, 크기, 조명, 형태, 동작 등)는 17번 영역에서 느끼고 결정하고 18번 영역은 17번의 정보를 받아서 사물을 인식하고 확인하는 중추이다. 19번은 17, 18번과 연결되어 재시각화 그리고, 연합하는 능력으로 과거의 경험을 바탕으

로 한 이해와 기억 등의 기능을 담당한다.

Q4 누진다초점렌즈는 왜 이렇게 어지러워요?

A 본문 p.105의 누진설계도 그림을 참고하면 이해하기 쉽다.

누진렌즈는 아래 그림과 같은 형태로 좌우 측면부에 흐려 보이는 수차부 영역이 존재한다 (수차부: 상이 왜곡되어 보여서 어지러움을 유발되는 부분이다).

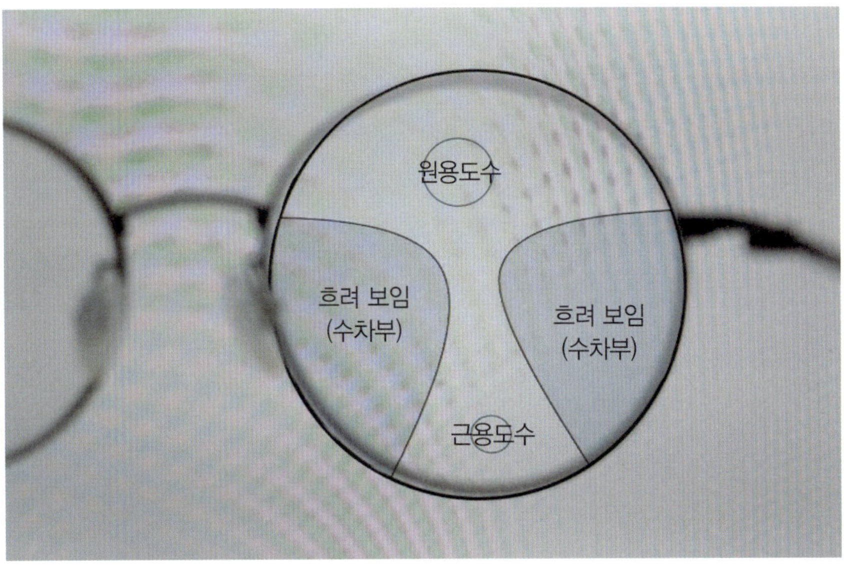

누진렌즈를 사용할 때는 모든 면을 다 골고루 선명하게 볼 수 없다는 점을 인지해야 한다. **안구운동은 되도록 수직 방향으로 움직이고 수평 움직임을 최소화해야 어지럽지 않고 편안하게 안경을 사용할 수 있다.**

본문 p.131에 좌측 그림처럼 수직 방향으로 눈을 움직이면 큰 무리가 없지만 처음 누진안경을 쓰는 사람은 우측 그림처럼 안구 운동을 측면으로 자주 움직이게 된다. 안경렌즈의 측면 수차부에 시선이 지나가면 사물이 흐려 보이고 왜곡되어서

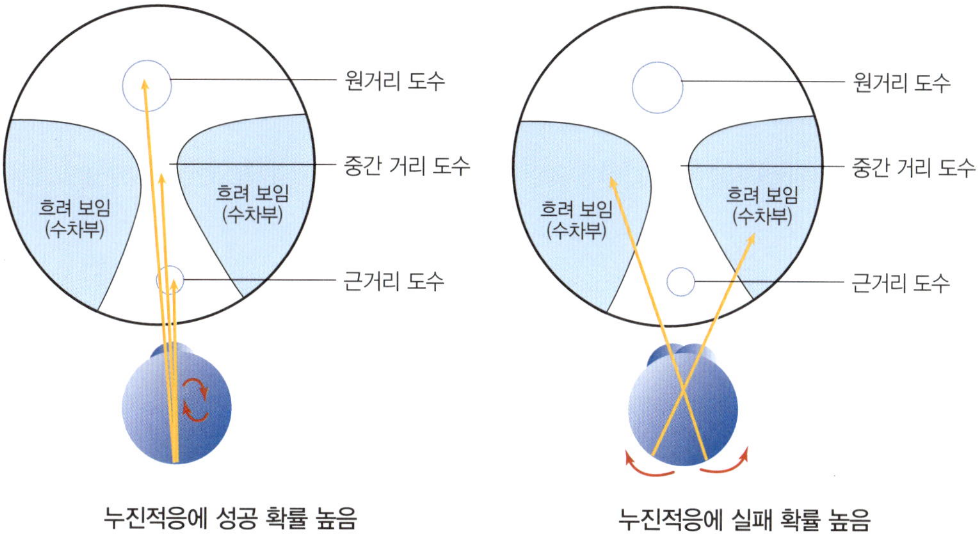

어지러움과 부적응 현상에 시달리게 된다.

* 일상생활에서 우리 눈은 상하좌우로 많이 움직이게 된다. 초기에 누진렌즈를 빨리 적응하려면, 측방시 할 때 목 운동을 하여 얼굴 전체가 덩달아 같이 움직여주는 습관을 들이는 것이 좋다.

혹시 독자 중에 누진렌즈를 맞추고 적응에 실패한 분이 있다면 다음과 같이 연습을 해보기를 권한다.

1. 먼저 초기 1~2주간은 실내에서 주로 사용한다.

- 먼거리 볼 때: 턱을 내려서 응시한다. 시선은 안경렌즈의 상단부를 지나가게 된다.
- 가까운 곳 볼 때: 턱을 올려서(들고) 응시한다. 시선은 안경렌즈의 하단부를 지나가게 된다.
- 측방을 볼 때: 목을 움직여서 얼굴 전체를 측면으로 돌려서 응시한다. 곁눈질해서 보지 않도록 한다.

2. 가능한 기존의 안경과 번갈아 쓰지 말고 새로 맞춘 누진안경을 자주 써야 된다.

하루에 1시간, 2시간, 3시간... 점차 시간을 늘려가도록 한다.

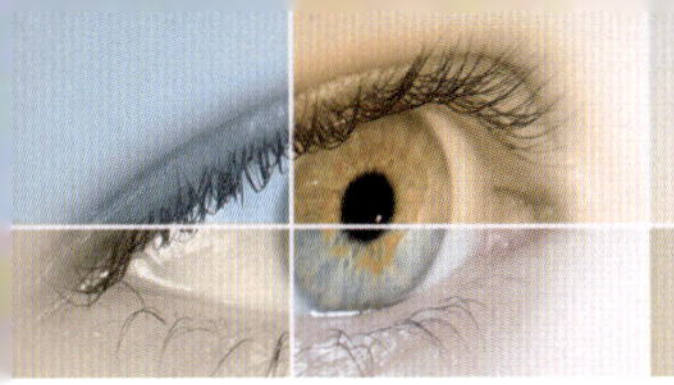

3. 나에게 잘 보이는 시야 범위, 각도를 체득한다.

책이나 신문을 들고 보면서 어느 지점, 거리에서 가장 선명한지, 어느 지점부터 흐려 보이는지를 느껴보고 감을 잡는다.

4. 양 엄지 훈련법("누진다초점렌즈 적응 훈련법" 저작권 등록(제C-2021-021034호)을 수행한다.

누진다초점 안경을 착용하시는 전국의 모든 어르신들의 쉬운 누진적응을 위해 개발한 훈련법이다.

맨눈으로 훈련을 하면 되는데 만약에 엄지 손가락이 안 보이거나 너무 흐리다면 누진렌즈를 착용하고 훈련을 시작하면 된다. 눈 근육의 스트레칭 효과와 노안 예방에도 효과적이다.

- 기본자세: 기본자세를 정확하게 취한다.

왼팔을 끝까지 뻗고 왼손의 엄지를 세운다. 왼손의 엄지가 내 눈높이에 와야 하고 위치는 정중앙에 두면 된다.

이제 오른팔은 짧게 뻗고 오른손의 엄지를 세운다. 오른손의 엄지와 내 눈과의 거리는 25 cm 정도면 된다. 오른손 엄지의 높이는 내 코 위치에 와야 하고 위치는 정중앙에 있으면 된다.

- 훈련 시작

1번 훈련: 오른손 엄지의 높이는 코 높이다.

왼손 엄지 끝단을 5초 간 주시 후 서서히 시선을 오른손 엄지 끝단을 5초 간 주시한다.

다시 왼손 끝단 5초 간 주시→오른손 끝단 5초 간 주시

이런 식으로 2분 간 반복한다.

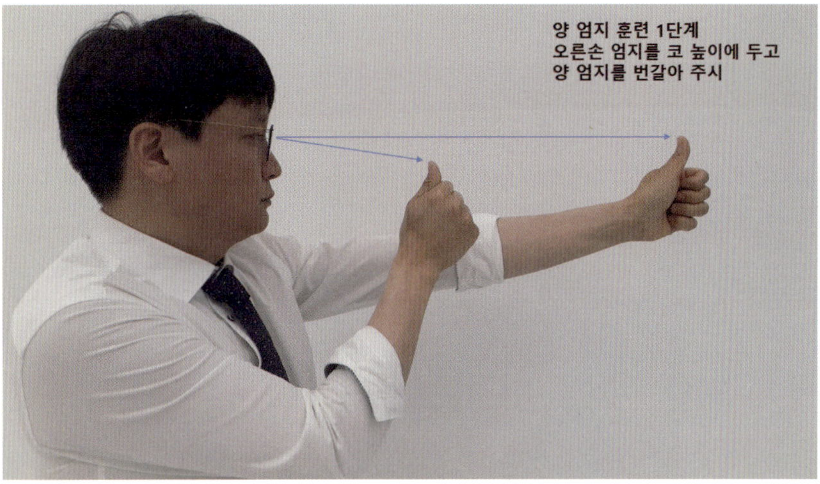
양 엄지 훈련 1단계
오른손 엄지를 코 높이에 두고
양 엄지를 번갈아 주시

2번 훈련: <u>오른손 엄지의 높이만 턱 정도에 위치하도록 내려준다.</u> 그리고 연습을 시작한다.

왼손 엄지 끝단을 5초 간 주시 후 서서히 시선을 오른손 엄지 끝단을 5초 간 주시한다.

다시 왼손 엄지 끝단 5초 간 주시→오른손 엄지 끝단 5초 간 주시
이런 식으로 2분 간 반복한다.

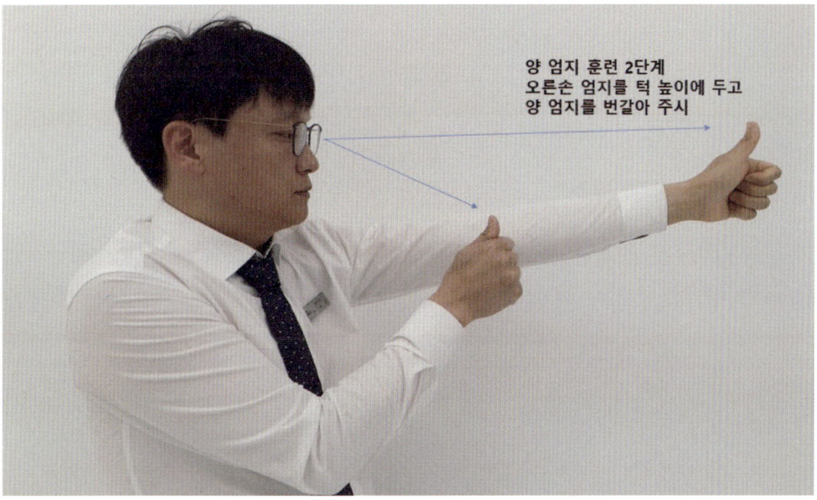

3번 훈련: 오른손 엄지의 높이만 명치 쯤에 위치하도록 내려준다. 그리고 연습을 시작한다.

왼손 엄지 끝단을 5초 간 주시 후 서서히 시선을 오른손 엄지 끝단을 5초 간 주시한다.

다시 왼손 엄지 끝단 5초 간 주시→오른손 엄지 끝단 5초 간 주시

이런 식으로 2분 간 반복한다.

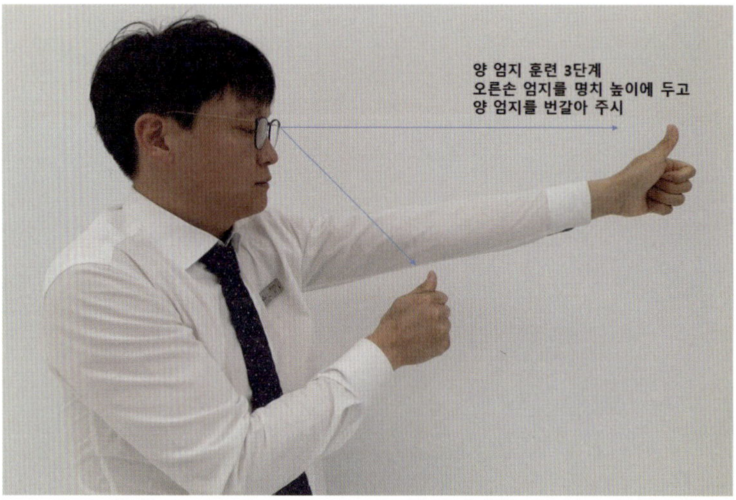
양 엄지 훈련 3단계
오른손 엄지를 명치 높이에 두고
양 엄지를 번갈아 주시

*1번 훈련→2번 훈련→3번 훈련→다시 1번 훈련~ 이런식으로 훈련을 진행하면 된다.

1번부터 3번까지 한번 훈련이 완료된 것을 1사이클로 본다.

1번~3번 훈련을 하루에 최소 1사이클을 완료하는 것을 목표로 하고 시간적 여유가 있다면 틈날 때마다 반복해서 훈련을 해보길 바란다. 1, 2, 3번 훈련의 차이는 오른손 엄지의 높이 차이밖에 없다. 별로 어렵지 않고 시간이 많이 소요되지도 않는다.

누진적응에 효과가 꽤 좋은 훈련법이다. 기본자세를 잘 잡고 나서 반복적으로 시

행하는 것이 중요하다.

양손 엄지 훈련법은 오른손 엄지와 왼손 엄지를 번갈아 주시하면서 눈 벌림, 눈 모음, 조절력 강화 훈련도 되고 엄지손가락의 높이 차이에 의해서 자연스럽게 수직 방향의 눈 운동 습관이 형성된다. 누진렌즈 적응에 성공하려면 좌우 눈 움직임을 절제하고 시선을 주로 상하로 움직이는 시습관이 형성되어야 하기 때문이다. 어느 정도 적응이 되고 나면 밖에서 걸어 다니면서 훈련을 해보길 추천한다. 이 훈련을 습관적으로 자꾸 반복하다 보면 어느새 누진렌즈에 적응할 것이다.

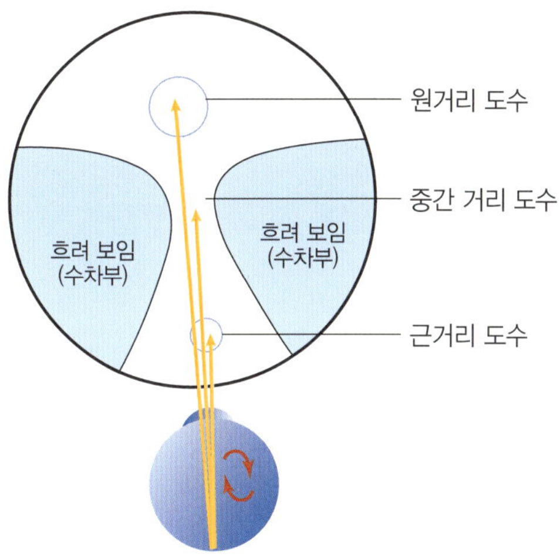

*"양 엄지 훈련법"을 마스터하고 나면 그림처럼 상하로 눈을 움직이는 시습관이 형성될 것이다.

Q5 누진다초점안경을 맞출 때 Tip이 있을까요?

A 누진렌즈는 원거리부터 근거리까지 편안하게 시야를 확보할 수 있는 다기능 렌즈로 가격대가 만만치 않다. 그래서 신중하게 고를 수밖에 없다.

다음은 **독자분들께 드리는 Tip이다.**

① 먼저 내 눈 상태를 정확하게 검사 받아야 한다. 눈의 광학적인 상태: 근시 도수, 난시 도

수, 난시 방향, 폭주력, 개산력 등 고려사항이 너무나도 많기 때문에 누진다초점 전문 안경원에서 정밀하게 검사를 받아야 한다.

아래 사진은 누진전문안경원에서 개인 맞춤형 검사를 하는 모습이다. 최근에는 도수와 PD, Oh 등 기본점검 사항 외에도 누진 측정 첨단장비를 이용하여 다양한 개인별 데이터와 시습관을 분석하여 누진 안경을 처방하기 때문에 누진안경의 적응 성공률이 높아졌다.

또한 누진다초점렌즈는 조제가공(렌즈를 설계하고 가공하는 작업)과 피팅(얼굴

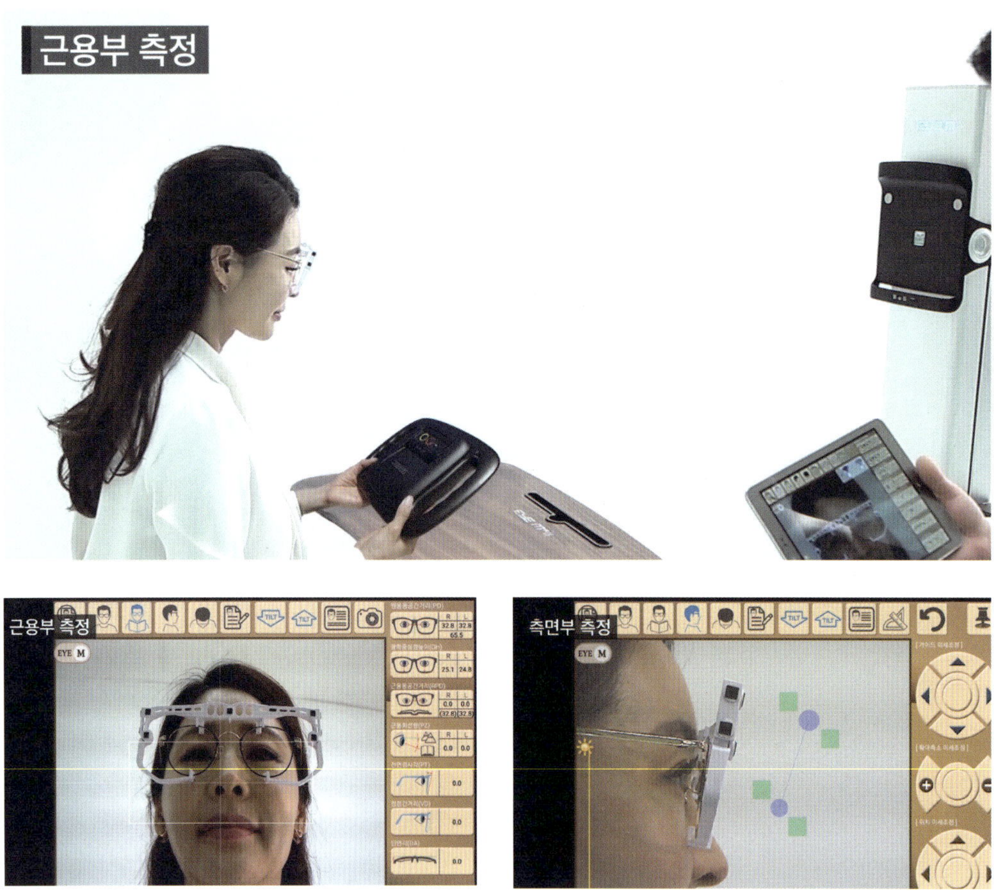

출처: ㈜알파캠, 누진다초점 측정장비[Eye M2]

형에 안경테를 맞추는 과정) 기술력이 매우 중요하다. 그래서 전문가의 실력 차이가 누진적응의 성패를 좌우한다.

② **너무 작은 사이즈의 안경테를 고집하지 말라.** 무수히 많은 초점이 하나의 안경렌즈 안에 다 들어가는 것이기 때문에 안경테의 상하사이즈가 너무 작으면 원거리에서부터 근거리까지 도수가 모두 다 안 들어가는 상황이 발생할 수 있다**(안경테의 상하 길이가 최소한 30 mm 이상 되어야 좋다)**.

③ **되도록 한 살이라도 젊을 때 누진렌즈를 써야 적응이 쉽다.**

④ **누진렌즈는 가격과 성능이 비례하는 특징이 있다.** 가격에 맞춰서 안경을 구매하면 안 되고 눈의 상태와 나의 적응능력에 맞춰서 안경렌즈를 선택해야 한다.

누진렌즈에는 광학적으로 아직 해결하지 못하는 렌즈의 결함부(수차부: 어지럽고 왜곡되어 보임)가 존재하는데 렌즈의 등급이 높을수록 이 수차부 영역이 좁아진다(본문 p.112 그림 참고). 하지만, 내 눈의 광학적인 상태와 신경의 예민도, 의지, 적응 연습 등에 따라 저렴한 누진렌즈에도 무던하게 적응할 수도 있다.

⑤ **직업, 하는 일에 따라 "일반 누진다초점렌즈" 말고 "기능성 누진다초점렌즈"가 더 적합할 수도 있다.**

→ 실내미팅, 룸에서 회의 등이 잦은 직장인은 "실내용 누진다초점렌즈"

→ 컴퓨터, 프린트물을 번갈아 볼 업무가 많으면 "데스크 전용 누진다초점렌즈" 등이 더 적합하다.

Q6 안경을 새로 맞추면(도수 변화○) 왜 항상 어색한 느낌이 드나요?

A 안경의 적응문제는 Case by Case로 각 개인마다 대뇌에서 적응하는 능력이 천차만별이다. **일반적으로 나이가 들수록, 성격이 예민할수록, 그리고 과거 시각 기억 속에 없는 새로운 시환경을 경험하는 자(처음 안경을 착용하는 사람, 수년 이상 콘택트렌즈만**

착용했던 사람 등)는 안경의 적응력이 떨어지는 편이다. 제대로 도수 검사 및 처방이 완료되었다는 가정하에 일반 단초점안경(근시, 원시, 난시 안경)은 매일 6~8시간 이상 사용하면 자연스럽게 5~7일 내로 적응이 된다. 하지만 일주일 후까지 적응이 어려우면 안경을 재점검해볼 것을 권한다.

새로 맞춘 안경의 어지러움, 어색함, 부적응의 문제는 다음과 같다.

1. 난시 도수의 변화

2. 난시 축 방향의 변화

3. 근시 도수의 변화

4. 새로 맞춘 안경이 기존의 도수에서 바뀌지 않았는데 어지럽다면,

안경테의 사이즈 및 형상 변화, 정점간거리의 변화, 코받침 유무, 경사각 변화, 안면각 변화, 안경렌즈 코팅 및 브랜드 변화 등(Q7의 답변 참조)의 문제일 확률이 높다.

이러한 부적응을 최소화하고 빠른 적응을 도우려면(근시 안경을 예로 설명) 우선, 안경사는 1~3번 순으로 기존 안경과의 도수 및 축의 차이를 줄여주도록 한다. 그럴 수 없는 상황이라면(기존의 구안경 도수를 유지하는 방법이 교정시력을 크게 저하시켜서 새 도수처방으로 밀고 나가야 하는 경우) 기존에 착용했던 안경과 모든 각도를 유사하게 피팅을 해준다. 그래도 어지럽고 붕~떠보인다고 호소하면, 먼저 코받침지지와 패드을 조정하여 정점간거리를 최대한 짧게 해주고(향후에 재방문때 다시 정점간거리를 재조정을 해주더라도 일단 적응이 우선이다), 경사각과 안면각을 기존 안경과 유사하게 피팅한다. 예민한 사람일수록 기존의 썼던 안경으로 본 사물의 이미지, 상 배율, 수차 등을 새 안경에서도 유사하게 구현해주어야 한다. 그리고 저위수차가 최소로 설계된 안경렌즈(수차 제거렌즈)의 선택도 어지러움을 덜어줄 수 있다. 주변시에서 발생하는 수차, 왜곡현상을 감소시키는데 도움을 주기 때문이다.

그래도 안경을 적응하기 힘들어한다면, Oh를 1~2 mm 정도 조금 내려주는 방법도 있다. 코받침 지지대를 상방향으로 눌러주고, 코받침 간격을 넓혀서 Oh를 낮춰

주었다가 안경이 적응되고 나면 재방문때 원상복구(재피팅)해준다. 대다수 도수의 상승으로 인해 어지러움을 호소하는 사람들의 특징은 “내 몸이 붕~떠보여요. 내 키가 작아보여요. 사물이 가까워보여요” 등의 호소이다. 안경착용자는 기존 안경보다 높아진 도수로 인해서 걸을 때 바닥을 보는 시선(하방시)에서 Base Down 프리즘 효과가 커지게 된다(도수의 상승으로 프리즘량도 덩달아 커진다).
이를 상쇄시키기 위해서 Oh를 내려서 Base Up 효과를 주면 그 증상이 감소되어 새 안경의 적응이 쉬워진다.

Q7 과거에 쓰던 도수에서 변화 없이 안경테만 바뀌었는데 왜 어지럽나요?

A 이런 경우가 흔하게 발생한다.

분명히 과거의 도수에서 변화가 없다고 들었는데... 안경테 스타일만 바뀐 건데 당최 왜 어지러운 것일까?

당신이 모르는 무엇인가가 바뀌었다. 아래의 5가지 사항에 주목해보자.

1. 안경테의 형상(Shape) 변화

안경테의 림 사이즈가 기존 안경보다 커졌거나 사각형→원형 스타일, 온테→반무테나 무테로 바뀌었다면 어지러울 수 있다.
안경테의 림 사이즈가 커지면 시선이 렌즈 주변부를 지나갈 확률이 높아진다. 주변부를 지나는 시선으로 인해 프리즘 효과가 발생되어 적응이 안 되고 어지럽게 느껴진다. 안경테의 림 사이즈는 작을수록 덜 어지럽다.

2. 안경렌즈와 내 눈과의 거리 변화(정점간거리, Vertex Distance)

안경렌즈는 눈에 밀착될수록(가까울수록) 덜 어지럽다. 1번의 이유와 비슷하다. 눈과 안경렌즈간의 거리가 멀어질수록 안경렌즈의 주변부로 시선이 지나가게 될 확률이 높아지므로 어지러울 수 있다.

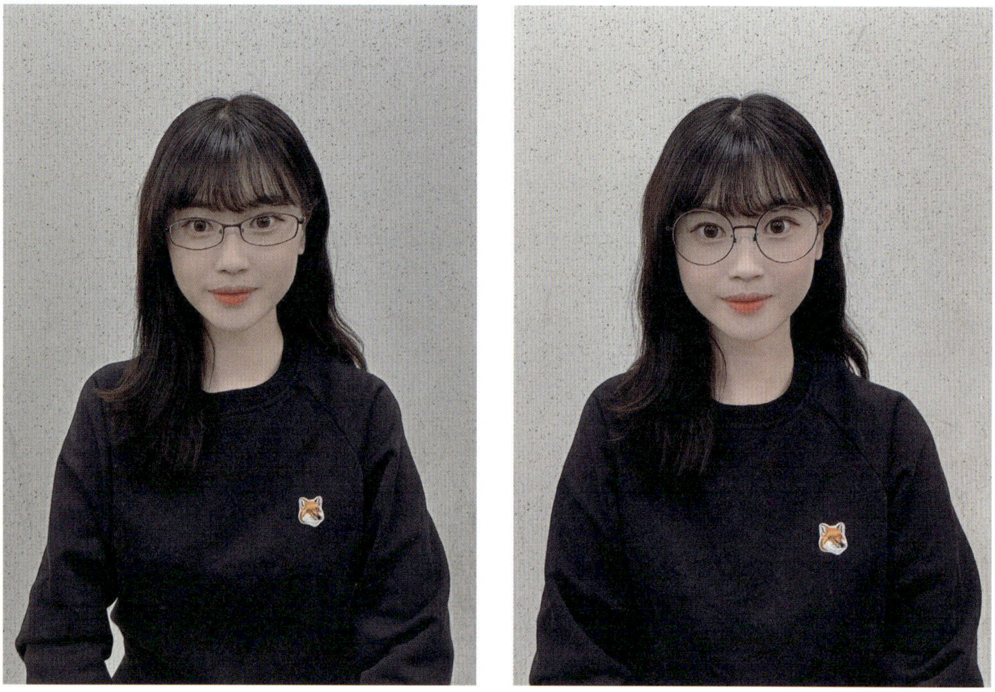

〈기존의 사각형 안경, 림 사이즈 小〉 ➜ 〈새로 맞춘 원형 안경, 림 사이즈 大〉

*위와 같은 경우라면 도수가 바뀌지 않았더라도 새로 맞춘 안경이 어지럽게 느껴질 수 있다.

3. 기존 안경(코받침×)→새 안경(코받침○)의 차이

누진다초점안경을 맞출 때, 안정적인 피팅을 원하는 사람, 콧대가 낮은 사람, 속눈썹이 긴 사람 등은 반드시 코받침이 있는 안경을 쓰는 것이 좋다. 그런데 코받침이 없는 안경을 쓰다가 코받침이 있는 안경테를 쓰게 되면 안경렌즈와 눈과의 거리(정점간 거리)가 멀어지기 때문에 어지러울 수 있다.

4. 안경의 경사각, 안면각 변화

안경을 측면에서 봤을 때 연직선과 안경렌즈의 면이 이루는 각을 경사각(Pantoscopic Angle)이라고 하는데 기존에 썼던 안경과 새 안경의 경사각이 다르다면 불편감이 발생될 수 있다.

안경을 위에서 아래로 내려다봤을 때 안경렌즈의 좌우측의 접점면을 평행으로 이었을 때 만나는 각도를 안면각(Face Form)이라고 한다. 안면각의 변화도 어지러움을 야기할 수 있다. 안경의 도수가 그대로인데 안경 착용자가 지속적으로 어지러움을 호소한다면 안경사는 이러한 미세한 각도의 차이를 점검해봐야 한다. 대부분의 사람은 새로 바뀐 안경에 대해서 쉽게 적응하지만(매일 사용했을 때 5~7일 이내로 적응함) 간혹 기존과 달라진 상 신호, 바뀐 시환경에 부적응하거나 적응이 더딘 사람도 있다.

5. 기존에 쓰던 안경과 새 안경렌즈의 브랜드, 코팅의 차이

안경렌즈는 가공 후 약 3년이 지나면 사용하지 않더라도 서서히 물성이 변화되는데 코팅이 약해져서 유해광선 차단기능이 떨어지고 가시광선 투과율도 낮아지게 된다. 오래된 안경을 바꾸지 않고 몇 년간 버티고 쓰다가 새롭게 안경을 맞추면 "쨍!하게 환하다"고 좋아하는 경우가 있다. 이때 새 안경렌즈를 착용하면 갑자기 가시광선의 투과율이 높아져서(많은 량의 광선 노출로 인해) 부담스러울 수 있다. 또한 안경렌즈 회사, 브랜드, 코팅의 차이에 따라서 새 안경에 적응하지 못하는 경우도 발생한다. 안경렌즈 회사마다 생지렌즈를 만드는 기술과 코팅 방식에서 차이가 존재하기 때문이다.

예를 들어, 익숙하게 1~2년 이상 사용했던 안경렌즈를 이번에 새로 바꾸게 되어 기존에 썼던 렌즈가 아닌 타 회사 브랜드 렌즈를 선택했다고 가정하자(물론 도수와 PD, Oh 등 다른 조건은 구안경과 동일하다). 이런 경우에 극히 드물지만 안경착용자가 어지러워하기도 한다. 하지만 미세하고 작은 변화이기에 하루 이틀만 지나도 대부분 다시 적응을 하므로 크게 걱정할 필요는 없다.

Q8 안경렌즈는 왜 이렇게 종류가 다양하나요? 대체 무슨 차이죠?

A 좋은 안경렌즈는 선명하게 볼 수 있고(가시광선 투과율은 높으면서) 눈에 해로운 광선(유해광선)의 차단 효과가 좋은 것을 말한다. 또한 안경이 가지고 있는 고유의 결함(저위수차)가 최소한으로 설계되어 있는 렌즈가 선명하고 시야가 넓다. 아래와 같이 다양한 기능의 안경렌즈가 있다.

- **수차 제거 및 개인 맞춤형 렌즈:** 안경에서 필연적으로 존재하는 저위수차를 최소화하여 설계 된 렌즈이다. 안경도수 이외에 개인별 데이터(눈과 안경의 거리, 안면각, 경사각, 안경테의 형상 등)를 고려하여 개인 맞춤으로 설계된 선명도가 높

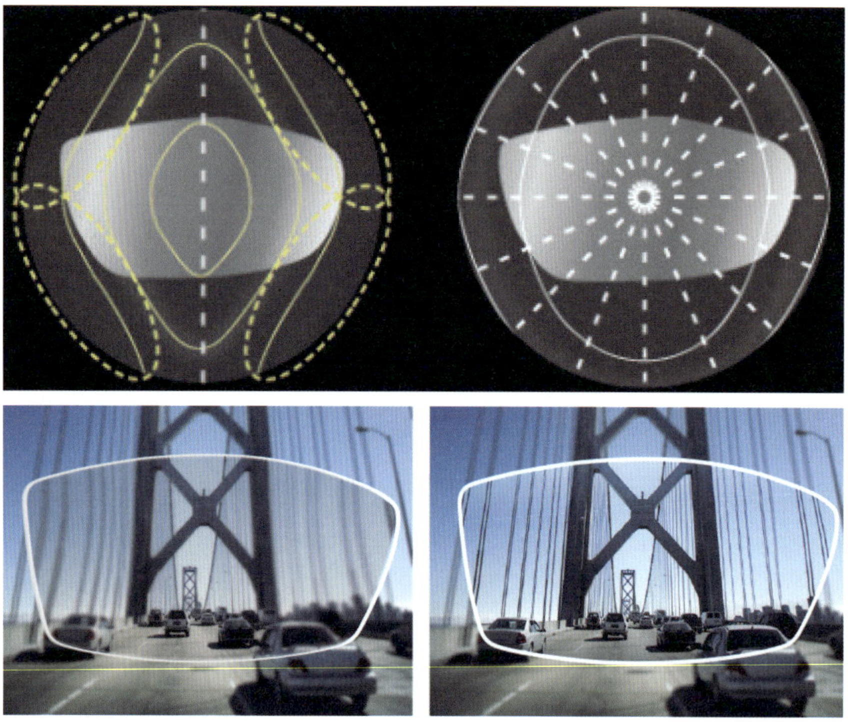

일반안경 **수차 제거 및 개인 맞춤형 안경렌즈**

*수차 제거 및 개인 맞춤형 안경렌즈는 수차 제거 필터링이 적용되어 주변부 시야의 울렁임을 감소시키고 선명도를 최대로 구현한다. (자료제공: 에실로코리아)

은 렌즈. 특히 주변부 왜곡현상이 적고 넓은 시야를 볼 수 있는 장점이 있다.

- **운전자 전용렌즈:** 자동차 헤드라이트 빛을 연구하여 개발되었다. 야간에 눈부심을 야기하는 특정한 파장대를 선별적으로 차단하는 기능이 있다. 운전자의 눈부심을 줄이고 대비감도를 높힌 기능성 렌즈이다.
- **변색렌즈(조광렌즈):** 외부에서 색상이 선글라스처럼 바뀌었다가 실내로 들어오면 투명한 렌즈로 변하는 렌즈이다. 하나의 안경으로 선글라스 역할까지 한다.
- **발수 코팅렌즈:** 안경렌즈 표면에 발수코팅이 되어있어서 안경 닦을 때 발생하는 기스에 상대적으로 안전하다(안경은 주로 닦을 때 기스가 발생한다). 안경을 오래 사용할 수 있고 김서림 방지 효과도 있다.

그 외에 자외선 차단렌즈, 청색광 차단렌즈, 근적외선 차단렌즈, 편광렌즈, 멀티미디어 전용 렌즈 등 다양한 기능성렌즈가 있다.

Q 9 안경은 유통기한이 있나요? 보관방법이 따로 있나요?

A 안경렌즈, 선글라스는 일체 사용하지 않아도 약 3년이 지나면 코팅도 약해지고 기능이 떨어지게 된다. 안경렌즈를 오래 사용하고 싶다면 특히, 습기와 열로부터 주의를 기울여야 한다. **안경은 되도록 건조한 곳에 보관하고 가능하면 방습제를 사용**하는 것이 좋다. 그리고 **40도 이상의 더운 공간(사우나, 여름철 차안)에 안경, 선글라스를 두면 쉽게 망가지게 된다.** 안경렌즈가 열에 노출되면 내부 왜곡이 생기고 난시가 유발된다. 또한, 코팅 면이 약해져서 자외선 차단 효과도 떨어지고 오래 사용하지 못하게 된다.

Q 10 압축렌즈의 비밀

A **"실제로 압축렌즈라는 것은, 세상 어디에도 존재하지 않는다."**

안경착용자에게 쉽게 설명을 하기 위해서 압축렌즈라는 용어가 생긴 것이다.

근시안의 경우, 도수가 높은(굴절력이 큰) 안경을 쓰면 가장 자리의 두꺼운 두께때문에 미관상 좋지 않다. 타인이 봤을 때 눈이 나쁜 사람으로 인식되고 안경렌즈두께 때문에 안경이 무겁게 된다. 특히, 근시성 렌즈는 가장자리 부분으로 갈수록 렌즈가 두꺼워지기 때문에 안경렌즈가 안경테 림(Rim) 밖으로 돌출되어 나온다.

돌출되어서 나온 안경렌즈의 바깥부분에는 반사줄기가 나타나게 되고 측방시나 상방시때 사물이 휘어져 보인다. 그리고 **도수가 높을수록 안경배율로 인해 안경착용자의 눈 크기가 작아보이고 얼굴 윤곽이 코 방향으로 들어가 보이는 현상도 발생한다.**

도수가 높은 안경렌즈를 사용하면서 발생하는 두꺼운 렌즈두께, 미용상의 문제를 해결하기 위해서 등장한 렌즈가 고굴절률렌즈(High index lens)이다.

우리가 흔히 말하는 "한 번 압축렌즈", "두 번 압축렌즈", "세 번 압축렌즈"가 이를 말하는 것이다. 판매 현장에서는 고객의 이해를 돕기 위한 수단으로 압축렌즈라는 용어를 사용하기도 하지만 실제로 압축렌즈라는 것은, 세상 어디에도 존재하지 않는다. 마치 두꺼운 렌즈를 물리적인 힘으로 눌러서 얇게 만드는 듯한 어감의 압축렌즈는 굴절률이 높은 재질의 렌즈를 말하는 것이다. 한때 대한안경사협회에서 압축렌즈를 고굴절률렌즈로 설명하자는 권고가 내려왔지만 여전히 압축렌즈라는 표현을 많이 사용하고 있다.

현장에서 흔히 설명하는 한 번 압축렌즈는 굴절률(n)=1.56의 렌즈를 말한다. 약한 도수를 가진 근시, 원시, 노안용 돋보기로 많이 쓰이는 렌즈이고 중굴절렌즈라고 부른다. 보통 400 nm의 파장대 영역을 차단하고 있어 자외선 차단에는 효과적이나 내충격성이 약해서 어린 학생용, 무테나 반무테용 안경렌즈에는 부적합하다. 두 번 압축렌즈는 일반적으로 플라스틱렌즈에서 굴절률 n=1.60의 렌즈를 지칭하고 고굴절렌즈라고 부른다. 고굴절 렌즈는 도수가 조금 높은(근시 도수 −3 D 이상) 사람에게 많이 쓰이고 도수가 낮더라도 내충격성이 강한 이유로 학생용, 무테, 반무테 안경에 많이 사용된다. 림(Rim)이 없거나 일부만 있는 안경테는 렌즈가 깨지기 쉽기 때문에 고굴절 렌즈가 적합하다. 기능과 가격 면을 고려했을 때 가장 합리적인 렌즈이기도 하다. 세 번 압축렌즈는 굴절률(n)=1.67의 소재를 의미하고 흔히 초고굴절렌즈라고 언급하기도 한다. n값이 더 크기 때문에 고굴절렌즈(n=1.60)보다 두께감과 비중이 감소하는 장점이 있지만 아베수 값이 감소하기 때문에 빛의 분산이 심하다. 그래서 색수차에 예민한 사람이 사용하면 "사물을 바라볼 때 주변부에서 색이 번져 보인다"라고 표현하기도 한다. 초고굴절렌즈보다 더 굴절률이 높은 소재인 네 번 압축렌즈(n=1.74)렌즈는 국내 제조사에서 출시되는 안경렌즈 중에서 가장 두께가 얇고 비중이 가벼운 렌즈이다. 최근에는 이 안경렌즈 가격이 워낙 저렴해지다 보니 −6 D 이상의 고도 근시안에게 한 번쯤 추천하는 렌즈이다. 가장 가볍고 얇은 두께를 원하는 사람들이 많이 찾는다.

그 외에도 소수 n=1.70 렌즈도 있고 일본의 T렌즈 회사에서 흔히 말하는 다섯 번 압축렌즈(n=1.76)렌즈가 나오기도 한다. 여기에 추가로 비구면 설계까지 하면 주변부 왜곡, 수차를 줄여주는 효과와 주변부 두께가 조금 더 얇아지는 효과가 있다. 사람들이 점점 더 높은 굴절률 렌즈를 찾는 이유는 외관상 눈이 나빠보이고 안경알이 두꺼운 것이 창피해서, 안경이 무거워져서 등의 이유일 것이다.

안경의 두께와 무게를 최소화하려면,

1. 안경렌즈는 높은 굴절률 소재로 바꾸고 비구면 설계를 추가하면 된다.
2. 안경테 림(Rim)의 사이즈는 되도록 작은 것을 선택해야 된다.
3. 안경테 림(Rim)의 수평 길이(Frame P.D.가 짧은)가 작을수록 유리하다.
4. 안경의 전체적인 무게를 줄이려면 티타늄, 울템(폴리에테르이미드)소재의 테를 선택하면 매우 가벼워진다.
5. 원시 안경의 경우는 렌즈의 최소직경을 구하는 방식과 특수가공법으로 렌즈 두께를 얇게, 무게는 가볍게 할 수 있다.

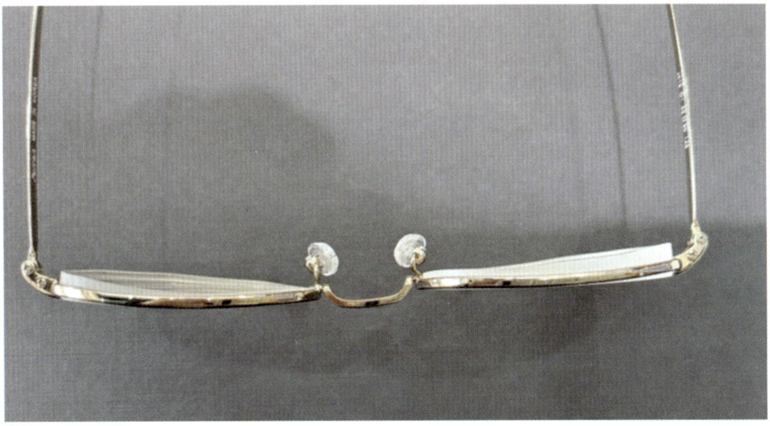

우안, 좌안이 동일한 도수의 렌즈(높은 굴절률 소재인 우안의 렌즈두께가 확연히 얇다)
굴절률이 높은 소재일수록 두께 경감 효과 큼

Q 11 안경을 쓰면 인상이 변하나요? 코가 낮아지나요?

A 안경착용자가 어느 날 안경을 벗으면 다른 인상을 보여주는 경우가 종종 있다. 그 이유는 근시 도수가 높을수록 안경배율로 인해 내 눈의 크기가 작게 보이고(근시 도수가 높을수록 더욱 그렇다) 프리즘 효과로 상대방이 보는 내 얼굴의 윤곽이 다르게 보이기 때문이다. 그래서 장기간 안경을 착용하게 되면 얼굴형태가 바뀐다고 생각하는 것 같다. 이는 안경렌즈가 가지고 있는 광학적 현상일 뿐 사람 얼굴에 해부학적인 변화를 초래할 수 없다.

예를 들면 돋보기안경을 장기간 착용한다고 해서 내 눈이 실제로 더 커지지 않는 것과 마찬가지다. 또한 안경무게로 인해 코가 낮아지지 않을까하는 걱정도 부질없다. 만약에 무게때문에 코가 낮아질 정도라면 이미 착용자가 불편해서 사용하지 못했을 것이다.

Q 12 돋보기는 시장에서 사면 안되나요?

A 돋보기도 엄연히 근거리 전용안경으로 분류된다. 돋보기(볼록렌즈)는 글자를 크게 볼 수 있도록 상의 배율을 확대시키는 효과를 낼 뿐만 아니라 망막 뒤로 넘어가 있는 초점을 앞으로 당겨오는 역할도 한다. 그래서 눈의 상태를 정확하게 검사해서 우안, 좌안에 각각 필요한 도수만큼 처방받는 것이 중요한데 문제의 시장표 돋보기는 오른쪽 왼쪽 구분 없이 동일한 도수가 들어가고 난시교정도 되지 않는다. 그리고 안경렌즈 안에는 눈에 보이지 않지만 광학중심점(Optical Center)이 존재하는데 이 광학중심점을 안경착용자의 동공중심점과 맞춰주는 작업이 중요하다. 눈과 안경의 중심점을 일치시키지 않으면 오차프리즘 효과로 인해 안정피로가 유발된다. **시장에서 파는 돋보기는 개인별 맞춤으로 제작하지 못하여(동공간 거리가 정해져서 제작됨) 광학적 오차를 감안하고 사용할 수밖에 없다. 또한 돋보기안경을 쓰고 스마트폰 등의 멀티미디어 기기를 사용하는 경우가 많은데 안전성 검증을 받지 않은 돋보기는 유해광선을 막아주는 코팅처리가 잘 되어있는지 알 수가 없기 때문에 눈 건강에 우려스럽다고 할 수 있다.**

Q 13 집에 남편이 사용하는 돋보기가 있는데 한번 써보니 잘 보이더라고요. 같이 쓰면 어떨까요?

A 사람 눈의 굴절력, 조절력 상태는 개인별로 매우 다양하다. 오른쪽, 왼쪽 도수의 차이, 개인별 동공 중심점 간의 거리 차이, 난시 도수, 축방향 등의 변수가 추가되면 같은 눈의 상태를 가진 사람은 거의 없다. 이런 이유로, 본인이 처방받지 않은 돋보기를 같이 돌려쓰는 것은 지양해야 한다. **내 눈에 정확하게 맞지 않는 남의 돋보기를 써도 볼록렌즈의 상 확대 효과 때문에 작은 글씨가 크게 잘 보이고 당분간은 아무 문제가 없는 것처럼 느껴지지만 시간이 지날수록 광학적 오차와 불필요한 프리즘 발생 등**

으로 눈의 피로감이 가중된다.

Q 14 밤에 잘 때 착용하는 렌즈? 드림렌즈는 좋은가요?

A 드림렌즈는 각막 굴절 교정술 렌즈(Orthokeratologic Lens)라고 한다. 처음 이 렌즈를 만든 회사에서 드림렌즈라는 명칭을 붙였는데 업계에서 성공하면서 이

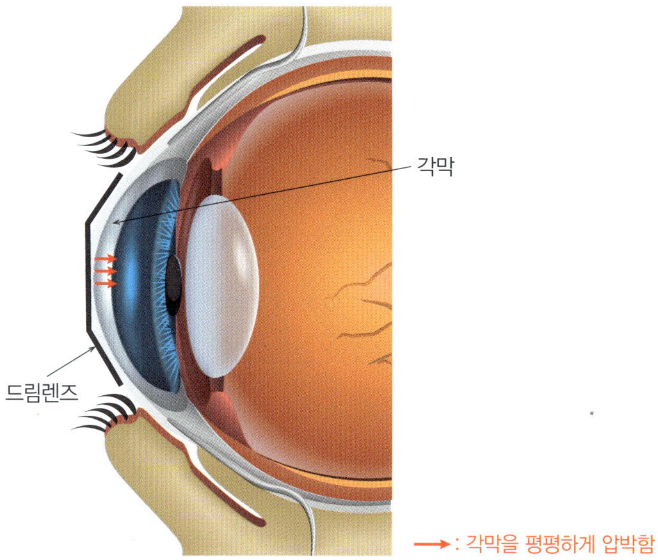

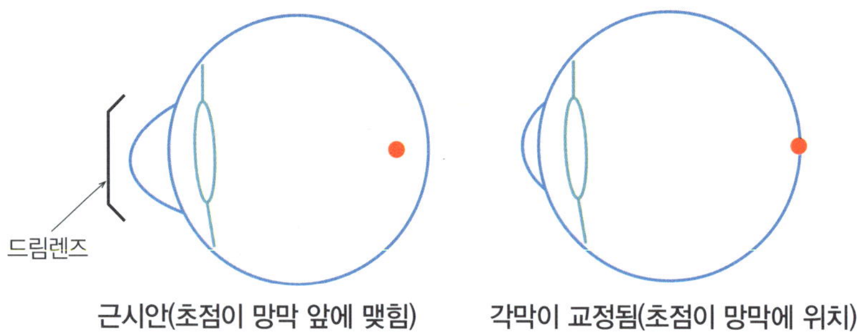

근시안(초점이 망막 앞에 맺힘)　　각막이 교정됨(초점이 망막에 위치)

*드림렌즈의 착용으로 각막이 눌려서(각막이 flat해지면서 곡률이 감소) 망막 앞에 맺힌 초점(빨간점)이 망막으로 이동되었다.

렌즈를 부르는 대명사가 되었다(OK렌즈, 근시진행억제렌즈, 역기하렌즈, LK렌즈 등으로 불린다).

단단한 하드타입의 **역기하 콘택트렌즈(일반 콘택트렌즈의 기하학적 형태와는 정반대임)를 각막 위에 올려놓고 밤에 잠자는 7~8시간 동안 각막 중심부를 눌러주어서 일시적으로 근시, 난시를 감소 or 급격한 도수의 변화를 늦추는 렌즈**이다. 일시적으로 평평해진 각막에서 외부의 광선이 덜 굴절되기 때문에 초점이 뒤로 이동되어 망막에 가깝게 맺히게 된다(초점이 망막에 가까워지므로 정시안처럼 멀리 있는 물체가 잘 보이게 된다). 볼록한 각막을 하드렌즈로 눌러주어 외부에서 들어온 광선의 초점(빨간점)을 뒤로 밀어주는 교정원리이다. 잠들기 전에 렌즈를 착용하고 아침에 렌즈를 빼서 주간 시간 동안 향상된 시력을 유지할 수 있는 교정법이다. **어린 나이의 대상일수록 각막의 탄성이 좋아서 효과가 좋다. 비록 근시를 영구적으로 교정하는 방법은 아니지만(렌즈를 빼고 시간이 지나면 다시 근시 상태로 돌아옴) 근시의 진행속도를 늦출 수 있다는 점이 매력적이다.**

이 렌즈의 효과에 대해 주로 해외에서 연구발표가 많이 나오고 있는데 근시가 효과적으로 억제된다는 주장과 효과가 미미하다는 보고가 엇갈리고 있다. 정확한 비교실험연구가 어려운데 그 이유는 드림렌즈를 착용한 자와 착용하지 않은 자를 다년간 추적해서 관찰하기가 어렵고 근시진행 속도가 개인별로 천차만별이기 때문이다. 하지만 드림렌즈의 효과는 정도의 차이가 있을 뿐, 일반적으로 사용자의 근시진행을 지연시킨다고 알려져 있다. 각막을 누르는 과정에서 발생되는 부작용 문제 등 여전히 논란은 많지만 만약에, **내 아이의 근시 도수의 최종량이 매우 높을 것으로 예상되는 경우나, 빠른 근시 진행속도를 조금이라도 늦춰서 고도 근시가 될 확률이 높은 아이를 중등도 근시에 머물게 하는 목적이라면 큰 의미**가 있다고 생각한다.

가령 아빠, 엄마 모두 −6 D 이상의 고도 근시를 가진 경우라면 아이는 고도 근시로 유전될 확률이 매우 높다.

아이가 자라서 성인이 되었을 때 최종적으로 −6 D의 근시 도수를 갖는 것과 −4 D

정도의 도수를 갖는 것은 삶의 질을 따졌을 때 차이가 크다.

왜 삶의 질에서 큰 차이가 나는지 설명하겠다.

−6 D의 굴절이상은 근업 시에도 안경이 필요하다. 선명하게 볼 수 있는 원점거리가 1/6=0.17 m이다. 맨눈 상태로 눈 앞 17 cm까지 선명하게 볼 수 있다는 이야기다. 근시 도수가 최종적으로 −6 D에서 멈춘 아이는 안경 없이 스스로 본인 발톱을 자르는 데에 어려움이 있게 된다. 심각한 삶의 질 저하가 느껴지지 않는가?

그런데 최종적으로 −4 D의 굴절이상을 가진 아이는 1/4=0.25 m로 눈 앞에 25 cm까지는 선명하게 볼 수 있기에 안경 없이 본인의 발톱을 깎을 수 있고 웬만한 근거리 작업(독서, 컴퓨터 게임 등)도 할 수 있다.

일반적으로 알려진 드림렌즈의 제한점은 이미 현재 근시량이 −5 D 이상으로 진행 된 경우, 각막이 너무 평평하거나 너무 뾰족한 경우나 난시가 1.5 D 이상으로 높은 경우에는 렌즈의 중심잡기가 어려워서 실패할 확률이 있고 렌즈 착용 및 관리상의 문제로 안질환 위험(저산소, 충혈, 각막염 등)에 노출되어 있다. 이 렌즈가 모든 이에게 다 적용되어야 한다고 권장할 순 없지만 어떤 이에게는 꼭 필요하고 합리적인 교정방법일 수 있다. 그렇기 때문에 안과에 방문하여 안과 전문의에게 각막과 근시 상태를 검사 및 상담을 받는 것이 좋다.

Q 15 안구건조증이 심한데 추천할 만한 콘택트렌즈가 있을까요?

A 눈 건강과 렌즈의 광학적 성능을 고려하면 RGP(Rigid Gas Permeable) 렌즈가 가장 좋다. 산소투과도가 가장 높기 때문에 안구건조증에 효과적이고 난시 교정에도 탁월하다. 하지만, 초기에 적응하는 시간이 오래 걸리고(약 1~2주일 가량) 적응기간 동안 이물감이 크고 보관 및 관리의 불편 때문에 콘택트렌즈 착용자의 대부분은 말랑말랑한 재질의 일회용 소프트콘택트렌즈를 선호하는 편이다.

RGP 콘택트렌즈(구두) vs 소프트 콘택트렌즈(운동화)

두 렌즈를 설명할 때 구두와 운동화를 예시로 드는 편이다. 처음 구두를 신으면 발이 꽉 끼는 느낌이 있고 발 뒷꿈치도 아프고 불편하지만 시간이 지나면 대부분 적응이 된다. RGP 렌즈도 구두 착용처럼 1~2주 정도 지나면 대부분 적응이 된다.

그런데 아무리 구두가 편해지고 익숙해지더라도 운동화보다 편할 리는 없다. 이 착용감 문제 때문에 RGP 렌즈는 지금까지 시장에서 다소 외면받아 왔다.

그래서 출시된 **제3세대 렌즈가 실리콘하이드로겔 렌즈이다. 산소투과율이 높은 실리콘 재질(RGP 렌즈)과 유연성이 좋은 하이드로겔 재질(Soft 렌즈)의 장점만을 융합시켜 안구 건조증 전용 콘택트렌즈로 탄생되었다.**

산소 투과도, 습윤성, 착용감 등 성능이 뛰어나고 만족도가 높기에 매일착용 콘택트렌즈, 일회용 콘택트렌즈 시장의 구분없이 실리콘하이드로겔 소재가 많이 사용되고 있다. 하지만 건성안의 종류에 따라 적합한 형태의 콘택트렌즈가 달라질 수 있고 착용했을 때의 착용감, 느낌은 case by case이기 때문에 내게 맞는 콘택트렌즈를 직접 착용해보고 선택하는 것을 추천한다.

Q 16 단기착용 콘택트렌즈(팩렌즈) vs 매일착용 콘택트렌즈(병렌즈) 어느 것이 더 좋나요?

A 과거에는 매일착용 콘택트렌즈(매일 착용기준으로 약 6개월간 사용 가능한 작은 유리병에 담긴 렌즈)가 주류였으나 지속적으로 관리용액을 구매해야 하는 점(비용의 지속적인 지출)과 관리의 번거로움 등의 이유로 콘택트렌즈 시장에서 밀려난 것 같다.

요즘에는 일회용 콘택트렌즈 시장이 대세인데 단기착용 콘택트렌즈 회사(바××, 아××)의 연예인 마케팅과 한번 사용하고 버리는 편리성, 향상된 기능 때문에 인기가 높아진 것 같다. 콘택트렌즈(Soft)를 현미경으로 보면, 분자 간의 간격이 넓은 편이기 때문에 단백질이 끼기 쉬운 구조이다. 그래서 세척을 깨끗하게 잘 해줘야 하는데 매일 문지르면서 세척하는 일이 번거롭고, 안감염의 위험성 때문에 매일착용 콘택트렌즈 시장이 점차 축소되는 것 같다. 필자는 과거에 콘택트렌즈 실험실에서 렌즈의 세정 실험을 한 적이 있다. 콘택트렌즈를 관리용액에 6시간 담가두었을 때와 손으로 문지르면서 세척할 때의 차이점을 알아보는 실험이었는데 손으로 문질러서 세척한 경우가 확실히 더 나은 세정효과가 있었다.

그런데 대부분의 사람들은 콘택트렌즈를 문질러서 세척하지 않고 관리용액에 담가두었다가 꺼내서 사용한다. 시간이 흐를수록 콘택트렌즈에서 제거가 덜 된 단백질과 지방질의 침착의 증가로 착용감이 나빠지고 산소 투과도가 떨어지게 된다. 착용감이 떨어지다보니 매일착용 콘택트렌즈보다 일회용 콘택트렌즈가 못하다고 생각하지만 **매일착용 콘택트렌즈의 장점**도 있다. 매일 사용했을 때 기준으로 6개월 가량 사용이 가능하기에 아무래도 비용면에서 유리하다. 그리고 **내구성** 면에서도 단기 착용 콘택트렌즈보다 더 우수하다. **오래 사용할 수 있는(약 6개월 정도) 튼튼한 재질**이라고 생각하면 된다. 단기착용 콘택트렌즈는 말 그대로 단기착용이다. 일회용도 있고 2주용, 4주용 등이 있는데 사용기한에 맞춰서 사용하면 수명이 다하게끔 만들어진 것이다.

일회용 칫솔 생각해보면 쉽게 이해가 갈 것이다. 한번 사용하면 다회용에 비해서 솔이 쉽게 뭉개지고 재질적으로 안정성이 떨어진다. 일회용 콘택트렌즈도 마찬가지이다. 혹시 일회용 콘택트렌즈를 한번 사용 후 아깝다고 두 번, 세 번 사용하려고 하는 독자가 있을지 몰라서 노파심에 이야기를 드린다. 일회용 콘택트렌즈는 하루 사용하였을 때 성능이 보장이 되는 것이기 때문에 한번 사용 후 재사용할 때는 착용감과 산소투과성이 많이 떨어지게 된다. 극한의 경우가 아니라면 한 번 사용 후 재사용은 안 하는 것이 좋다. 또한 일회용 콘택트렌즈는 멀티관리용액으로 세척을 하더라도 다회용 콘택트렌즈 만큼 세척이 되지 않는다.

Q 17 콘택트렌즈가 찢어졌는데 며칠 더 사용해도 될까요?

A 절대 사용하면 안된다. 곧장 폐기해야 한다. **찢어진 렌즈조각이 각막 표면에 미세한 스크래치, 상처를 입힐 수 있다. 벌어진 상처 틈 사이로 세균, 바이러스가 침투되면 안과 질환으로 쉽게 이어지게 된다.** 각막은 5개 층으로 구성되어 있는데 첫 번째, 표면층인 각막상피 층의 상처는 5~7일 내로 쉽게 회복이 되지만 두 번째 층인 보우만층(세포가 존재하지 않는 아교질 섬유층)부터는 상처가 흉터로 남게 되어 영구적으로 시력에 영향을 줄 수 있다.

Q 18 콘택트렌즈의 앞뒤 구분법이 있나요?

A 콘택트렌즈를 처음 착용하는(아직 관리가 미숙한) 친구들에게 도움이 되었으면 한다.

검지 손가락을 하늘을 향해 보이게 하고 그 위에 콘택트렌즈를 올려놓고 측면에서 관찰해보면 쉽게 알 수 있다. **렌즈의 주변부 엣지(Edge)를 측면에서 유심히 보도록 하자.** 렌즈가 안쪽으로 말려있는 형상으로 보여야 한다(우측 사진). 만약에 엣지가 오

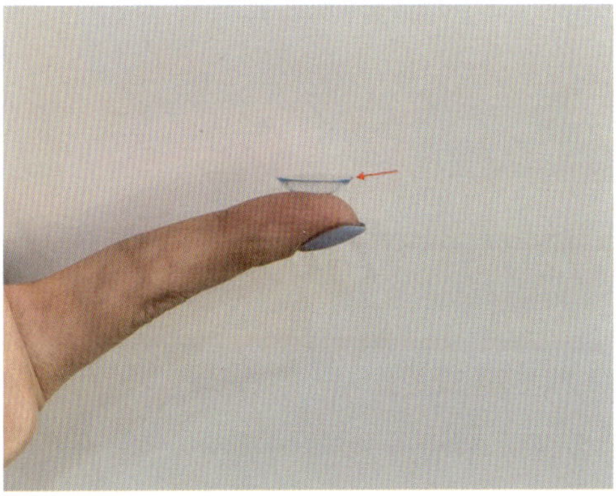

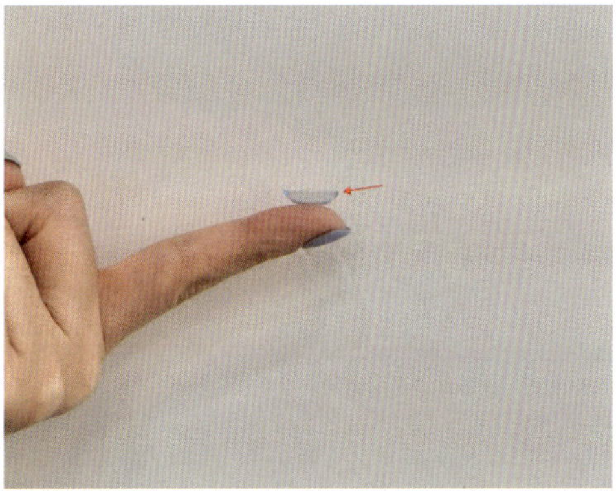

*좌측 사진(뒤집어진 상태)대로 눈에 렌즈가 들어가면 불편감이 발생한다.

므려 있지 않고 퍼져있는 것으로 보인다면 뒤집어진 것이다(좌측 사진). 다시 뒤집어서 눈에 넣어야 한다. 그리고 실수로 렌즈를 거꾸로 착용하여도 당장 문제가 생기지는 않기에 큰 걱정은 하지 않아도 된다. 콘택트렌즈를 뒤집어서 착용하면 대부분 이질감, 불편함이 느껴져서 착용자가 쉽게 알아차릴 수 있다.

Q 19 콘택트렌즈를 10년 이상 착용하면 더는 못 낀다는 이야기가 있어요.

A "콘택트렌즈를 10년 이상 쓰면 더 이상 렌즈를 못쓰는지?"에 대한 질문을 종종 받게 된다. 온라인상에서 확인되지 않은 자료를 통해 많은 오해의 글들이 난무하고 있는데 필자는 왜 이런 이야기가 나왔는지 곰곰이 생각해 보았다.

이 이야기는 아마도 콘택트렌즈를 초창기에 사용한 세대들의 입에서 나온 것으로 생각된다. 1990년 중반에 들어서 한국의 콘택트렌즈 시장이 활성화되었는데 이때 렌즈를 착용하였던 여성분들은 지금 40~50대 중년 여성이 되었다.

콘택트렌즈는 각막 위에 얹어놓는 형태로 각결막에 분포되어 있는 눈물막이 필수적으로 필요하다. 즉, 촉촉한 각결막을 가지고 있어야 콘택트렌즈를 잘 쓸 수 있다는 이야기이다. 콘택트렌즈는 재질의 습윤한 상태를 유지하기 위해서 각결막 표면의 수분을 빼앗아 머금게 되는데 착용자의 눈이 건조해지면 눈이 매우 뻑뻑하고 사물이 흐려 보이는 증상이 발생하게 된다. 착용자의 눈이 더욱 심하게 마르면 불편감, 충혈, 통증이 발생하고 렌즈가 이탈되기도 한다.

일반적으로 신체가 건강한 사람도 나이가 40대에 접어들게 되면 공통적으로 안구건조증과 노안을 느끼게 된다. 남성보다 특히, 여성에게서 안구건조증의 발병이 2배 이상 많다.

나이가 들면 눈물샘에서 분비되는 눈물량도 줄어들지만 눈물이 덜 증발되도록 돕는 지방질(마이봄샘에서 분비)의 양도 줄어들기 때문에 안구건조증이 발생하게 된다.

그 증상으로 눈마름, 뻑뻑함, 눈물 흘림(눈물속의 지방질 성분이 줄어들면 바람만 불면 눈물이 줄줄 흘러내리고 시린 느낌이 든다), 충혈 등이 발생하기 때문에 젊었

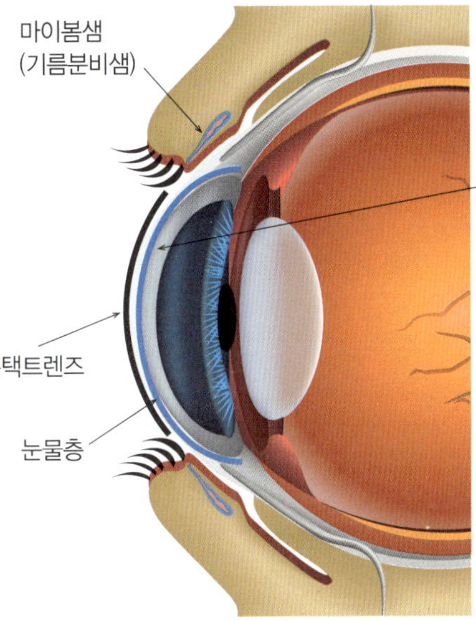

*콘택트렌즈가 눈물층 위를 덮고 있는 형상이다.

을 때 보다 렌즈 착용이 불편해진다. **초창기에 콘택트렌즈를 한창 쓰던 세대가 이제 중년의 나이로 접어들면서 렌즈를 착용하기 어려워지자 그런 이야기가 나온 것으로 생각된다.** 콘택트렌즈를 어려서부터 착용하지 않았던 눈도 자연스럽게 나이가 들면 콘택트렌즈를 사용하기에 불편한 눈이 된다.

그렇다고 모든 이들이 나이 때문에 콘택트렌즈를 사용하지 못한다는 이야기는 아니다. 평생 안구건조증을 느끼지 못하는 분들도 많이 있고 안구건조증이 발생해도 눈 관리를 적극적으로 잘해서 노인이 되어서도 콘택트렌즈를 잘 사용하는 사람도 많다.

추가적으로 콘택트렌즈 사용자들에게 적절한 착용시간에 대해서 제안하고자 한다. 오랫동안 건강하게 콘택트렌즈를 착용하기 위해서는 착용시간을 지키는 것이 중요하다. 콘택트렌즈는 각막 위에 얹는 형태이기 때문에 아무리 좋은 재질의 콘택트렌즈라도 장시간 사용하게 되면 산소 공급과 눈물 순환에 악영향을 끼친다. **일반적으로 서클렌즈(컬러렌즈)는 5~6시간, 투명렌즈는 8시간, RGP 콘택트렌즈는 12시간 정도**

의 착용시간을 준수하는 것이 좋고, 출근해서 퇴근 때까지 사용해야 한다면 점심시간 쯤에 잠시 빼두어서 눈을 잠시 쉬게 하였다가 다시 착용하는 것도 좋은 방법이다. 매일 콘택트렌즈를 착용해야 하는 사람은 3~4일간 착용 후 하루는 안경을 착용하여 눈을 쉬게 하는 것이 좋다.

아래는 콘택트렌즈 착용시간에 관한 연구논문에서 발췌한 내용이다. 참고하길 바란다.

ISSN(print) 1226-5012
J Korean Ophthalmic Opt Soc. 20(1):43-49, March 2015
http://dx.doi.org/10.14479/jkoos.2015.20.1.43

콘택트렌즈 착용 직장인의 착용시간에 관한 조사

김기성[1], 김선경[1], 김효진[1,2,*]
[1]백석대학교 보건복지대학원 안경광학과, 서울 137-848
[2]백석대학교 보건학부 안경광학과, 천안 330-704
투고일(2015년 2월 2일), 수정일(2015년 3월 9일), 게재확정일(2015년 3월 11일)

목적: 콘택트렌즈 착용 경험이 있는 성인을 대상으로 콘택트렌즈 착용시간과 권장착용시간을 비교하여 올바른 콘택트렌즈 착용을 위한 자료를 제공하고자 한다. **방법:** 콘택트렌즈 착용 경험이 있는 만 20세 이상의 성인남녀 611명(남성 39명, 여성 572명)을 대상으로 하였다. 일일 렌즈 착용시간, 착용 중인 렌즈의 종류, 일주일 중 렌즈 착용일수, 권장착용시간 인지와 준수여부를 설문하였다. **결과:** 대상자의 일일 콘택트렌즈 착용시간은 평균 7.97±3.60 시간으로 나타났다. 247명(40.4%)가 권장착용시간을 초과하여 착용하고 있었고, 36명(5.9%)은 일일 15시간 이상 착용하고 있는 것으로 조사되었다. 착용하고 있는 렌즈의 종류에 따른 착용시간은 3개월 착용 렌즈와 매일착용 렌즈가 각각 9.79±2.68 시간과 8.98±3.30 시간 이었다. 렌즈의 착용일수에 따라서는 주 5일 이상 착용하는 경우 평균 9시간 이상 착용하는 것으로 나타났다. 권장착용시간을 알고 있는 사람은 293명(48.0%), 모르는 사람 318명(52.0%)이었다. 권장착용시간을 알고 있는 사람의 56.7%가 착용시간을 준수한 반면, 모르는 사람은 22.3%가 착용시간을 준수하였다. 권장착용시간을 알면 권장착용시간을 지킬 확률이 4.55배 높았다. **결론:** 콘택트렌즈를 착용하는 한국 직장인의 일일 평균 착용시간은 7.97±3.60 시간(2~15시간)이며, 권장착용시간을 초과한 경우는 247명(40.4%)이었다. 권장착용시간에 대한 교육과 장시간 착용자에 대한 권고사항이 필요할 것으로 생각된다.

주제어: 콘택트렌즈, 착용시간, 권장착용시간

출처: 한국안광학회지 연구논문 "콘택트렌즈 착용 직장인의 착용시간에 관한 조사"

Q 20 내게 도움 되는 선글라스 색상이 있나요? 선글라스 색상을 고르는 법

A 렌즈의 코팅에서 자외선 차단이 이루어지므로 렌즈의 색 농도와 자외선 차단 효과는 무관하다. 굳이 진한색의 선글라스만을 고집할 필요가 없다는 이야기이다.

우리가 일상용으로 사용하는 근시, 원시, 난시 교정용 안경(투명한 렌즈)도 자외선 차단 코팅이 기본적으로 되어 있다. 자외선은 염증과 관련한 광산화 반응을 일으켜 백내장, 황반변성, 익상편 등을 일으키는 주요 요인이다. 선글라스를 선택할 때는 자외선 차단기능을 꼼꼼히 따져 볼 필요가 있다. UV 400 인증마크를 확인하는 것이 좋다.

이는 400 nm 이하의 자외선 파장을 99% 차단한다는 의미로 지구 지표면에 도달하는 UV-A와 UV-B를 모두 차단할 수 있다.

야외활동 시에 선글라스를 쓰는 것은 건강한 눈을 지키는 좋은 습관이다. 또한 자동차, 고속버스만 타면 속이 울렁거리는 등의 증상이 있다면 진한 색상의 선글라스를 착용해 보도록 하자. 증상이 한결 완화되는 것을 느낄 것이다(눈의 문제에서 유발되는 오심, 구토, 어지러움 등의 자각증상에 선글라스가 큰 도움이 된다).

아래는 선글라스 색상과 효과에 대한 설명이다. 참고하도록 하자.

- **붉은색**: 장시간 사용 시 눈의 피로, 색의 왜곡으로 눈이 피로해진다.
- **분홍색**: 순전히 미용을 목적으로 한 색상이고 원색 계통의 색상이라 오래 보면 눈이 피로해진다. 인공조명에서 눈부심을 막는 효과는 좋다.
- **오렌지색**: 안질환 환자의 경우에는 오렌지 계열이 눈 피로 방지, 대비감도 효과가 좋기에 추천한다. 또한 먼지로 인해 분산되는 빛의 산란을 방지한다.
- **노란색**: 야간운전, 컴퓨터 작업용으로 가장 적합하다. 자외선 차단 효과가 떨어지고 원색 계통의 색상이라 오래 사용하면 안되기에 일상용으로 부적합하다.
  야간에 빛 번짐을 막아주는 효과가 좋다.
- **갈색**: 운전용, 야외활동이 많은 이에게 적합, 콘트라스트를 높여주며 단파장 계열을 많이 흡수하여 자외선 차단 효과가 좋아서 겨울철 스키장에서 사용하기에 적합하다.
- **초록색**: 장파장의 광선을 흡수하여 눈의 피로를 덜어주는 색으로 시원하게 보이

는 효과를 주며 시선을 집중하는 스포츠(골프, 낚시)에 적합하다.
흐린 날에 선명한 대비도에 도움이 됨. 하지만 신호등을 구분하는데 어려움이 발생할 수 있다.

- **파란색:** 특수직종(금속 관련 종사자)에서 도움이 됨, 색을 왜곡시켜 장시간 사용 시 눈의 피로를 유발한다. 신호등을 구분하는데 어려움이 발생될 수 있다.
- **회색:** 장시간 착용 시에는 회색이 좋다. 가시광선의 전파장을 균일하게 흡수하기 때문에 자연색을 왜곡 없이 보기에 좋으나 야간에는 시야가 확보가 안되므로 주의해야 한다.
- **검정색:** 모든 파장을 균일하게 흡수하여 자연색을 느낄 수 있다. 눈부심 차단에 가장 좋다.

3

눈 건강을 위협하는 어둠의 이야기

인간의 시력 저하는 매우 다양한 요인에서 발생한다. 먼저 안질환으로 인한 시력 저하를 살펴보면 안구에서 앞부분에 해당하는 전안부의 문제로 주로 각막, 수정체의 질환들이 있다. 각막질환은 외상과 세균, 바이러스 등의 침투로 인한 감염증이 있다. 수정체 문제로는 여러분들이 흔하게 알고 있는 백내장이 있다. 안구의 뒷부분, 안저에서 발생하는 주요 질환은 노화로 인한 망막의 질환이 대표적이다. 그 외에 안질환은 아니지만 근시, 원시, 난시 등의 굴절이상이 있는 경우에도 시력 저하를 경험하게 된다. 사실 시력 저하 발생의 90% 가까이는 굴절이상에 관한 것이다. 굴절이상 중에서 특히 근시 인구가 급속도로 증가하고 있는데 근시 팬데믹(Pandemic)이라는 용어가 등장할 정도로 전 지구적인 안보건 문제이다.

WHO(세계보건기구)의 2019년 발표에 따르면 전 세계적으로 근시 인구는 약 22억 명이고 2050년엔 세계인구의 절반에 해당하는 48억 명이 근시이고 9억4천 명이 고도 근시가 될 것으로 예상했다. 세계 시력 현황 보고서에서 근시의 증가 문제가 가장 심각한 나라로 한국을 꼽았다고 한다.

1) 과도한 근업 환경 - 청소년 근시 80%에 육박!

최근 대한안과학회 발표에 따르면 우리나라 10대 청소년들이 스마트폰, 컴퓨터, TV 등 각종 디지털 기기에 장시간 지속적으로 노출되면서 청소년 근시 유병률이 80.4%에 육박한다고 한다.

근시는 왜 이렇게 전염병처럼 퍼지는 것일까?

근시의 발병 원인에 대해서는 다양한 학설이 발표되고 있고 학자들 간의 주장과 대립이 팽팽한데 그래도 그 중에서 가장 힘이 실리는 이론이 "환경설"이다. 잠시 생각해보면 과거에 비해 시생활이 근업 형태로 많이 바뀌었다. 시각영상단말기

(V.D.T: Visual Display Terminal)의 대중화로 인해 일상에서 남녀노소 할 것 없이 스마트폰, 태블릿 PC 등에 하루 종일 매달리고 있다. 심지어 요즘에는 학령기 이전 아이들도 태어나면서부터 스마트폰 속의 영상매체에 익숙해지고 있다. 이러한 기기들의 보급으로 어린아이부터 노인세대까지 우리의 시생활은 근거리 주시 환경으로 바뀌었다.

근시 발생이론-Defocus theory

인간의 눈은 가까운 거리의 사물을 보면 상 초점이 망막의 뒤편으로 이동하게 된다. 그럼 대뇌에서는 흐린상(Blur image)을 느끼게 되고 곧장 뒤에 있던 초점을 망막으로 이동시킨다. 망막 뒤에 맺힌 초점을 망막으로 이동하는데에는 눈 내부 근육이 힘(조절력)이 작용한다고 앞에서 설명하였다. **우리가 근거리를 보게 되면 눈에서는 항상 이런 현상(조절)이 발생되는데 이때 발생하는 조절이 근시의 원인이 된다.** 망막에 흐린상이 맺혀져서 조절이 발생되는 과정이 반복되면 신경전달 물질이 분비된다고 한다. 이 물질은 망막을 감싸는 안구의 바깥층인 공막을 늘어나게 하여 근시를 유발한다. 이를 초점이탈이론(Defocus theory)이라고 부르며 근시 진행에 있어 근거있는 이론으로 받아들여지고 있다(출처: "굴절검사와 처방" 내외학술).

현대사회의 시생활 환경은 매우 위협적이다. 하루 종일 유튜브 영상을 보는 어린아이, 학업에 매진하는 청소년, 사무실에서 하루 종일 컴퓨터 작업을 하는 직장인, 스마트폰을 배우고 활용하는 중장년층 등 모든 계층에서 근시 발생의 위험성이 있기 때문이다. 우리 환경에서 매우 어렵겠지만 과도한 조절을 감소시키고 조절작용을 관리하기 위해 의식적으로 실외활동 시간을 늘리고 근거리를 덜 보는 습관을 들여야 한다(눈 운동으로 과도한 조절을 관리하고 근시를 예방하는 방법을 본문 p.177에 소개하였다).

2) 유해한 광선들의 위협

청색광에 대한 연구

치료가 막막한 망막

청색광(블루라이트)은 파장대가 짧고 에너지 세기가 강하여 인간의 눈에 유해하다고 논란이 되는 광선이다.

청색광에 대한 해악에 대해서 아직도 많은 논란과 연구가 진행되고 있는데 미국 톨레도 대학 Kasun Ratnayake 연구팀의 실험에 의하면 단백질을 포함한 망막세포에 청색파장이 자극이 되면 신호 단백질(Signaling protein)을 비가역적으로 변화시켜 세포 내 칼슘증가를 유도하여 세포사(Cell death)가 유발된다고 발표하였다. 또 다른 연구자료에 의하면 스마트폰 등의 디지털 장치의 화면에서 나오는 청색광은 각막과 수정체를 쉽게 통과하여 망막에 도달하여 망막세포를 손상시킨다고 보고하였다. 2016년 한국안광학회지의 논문을 보면 쥐를 이용한 청색광 실험내용이 있다. 이 논문에서는 청색광이 빛을 수용하는 광수용세포의 사멸을 유도하고 영구적인 망막 손상을 야기할 수 있다고 보고하였다. **눈에서 가장 안쪽에 위치한 망막에는 지각신경 세포가 존재하지 않아서 손상이 발생되었을 때 소리없이 진행되고 다른 눈 조직처럼 쉽게 재생이 되지도 않아서 치료가 막막**하다고 한다. 또한 청색광은 황반변성을 일으키고 멜라토닌 생성을 억제하여 수면장애에도 영향을 준다고 한다.

그래서 망막의 건강을 위해 다음과 같은 예방차원의 행동수칙을 지켰으면 한다.

1. 디지털 기기를 보는 시간을 줄이기-과도한 근업으로 유발되는 근시진행에도 도움이 될 뿐만 아니라 망막의 건강을 지키는데도 도움이 될 것이다.
2. 스마트폰을 보더라도 장시간 이용할 시에는 앱(APP.)을 통한 청색광 조절이나 청색광 차단의 기능성 안경을 착용하는 것이다.

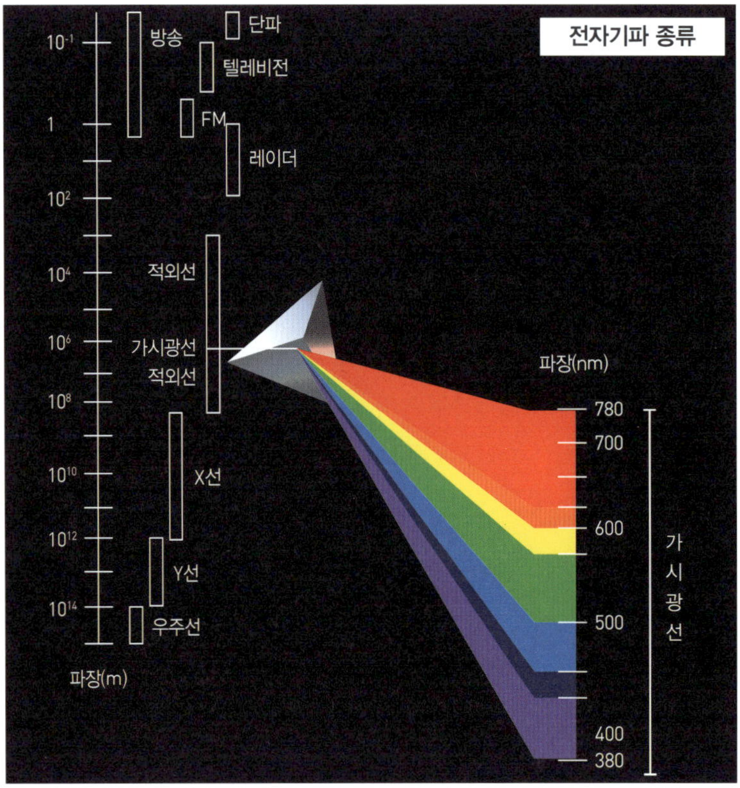

청색광(Blue light): 380~500 nm 영역대의 고에너지 가시광선(High-Energy Visible light)

자외선에 대한 연구

자외선은 백내장 유발(수정체혼탁)의 주요인자

충북대학교 병원에서 발표한 자료에 따르면 농업안전보건센터에서 충북 도내 농촌 마을 45곳의 농업인 1천746명과 청주시 230명 등 1천976명의 주민을 대상으로 안 질환을 조사하였다고 한다. 백내장 발병인구를 농촌지역 vs 도시지역로 나누어 연구하였는데 주요 요지는 농촌사람이 도시사람보다 백내장 유병률이 1.9배 높은 것으로 나타났다고 한다. 즉, **오랫동안 실외에서 자외선을 받으면서 활동하는 사람이 백내장에 더 취약하다는 것이다.** 대다수의 안과학 교과서에서도 수정체 혼탁의 주요 인자로 자외선을 꼽고 있다.

십대 때 평생 받는 자외선의 절반 이상을 받는다

세계보건기구(WHO)의 자료를 보면, **유년기 때에는 눈의 수정체가 완전하게 발달하지 못해서(자외선을 흡수하는 필터 역할을 하는 조직이 미성숙한 상태이다) 눈으로 들어오는 자외선의 75%는 걸러내지 못하고 망막까지 도달시킨다**고 한다. 또한 눈 근육이 성숙한 어른들은 강한 햇빛이 비치면 쉽게 눈을 감아 눈 내부의 매체들(각막, 수정체, 유리체 등)을 보호하지만 눈 근육이 미성숙한 어린이들은 반사적으로 눈을 감아 보호하는 행동이 느리다고 한다. 이런 이유로 평생동안 받는 자외선량의 절반 이상을 18세 이전에 다 받는다고 한다. 그래서 어린 자녀가 있는 부모는 되도록 자녀의 자외선 차단에 특별히 신경을 써주는 것이 중요하다.

3) 안구건조증 환자의 폭증! (전 연령대에서 증가)

최근 국민건강보험공단에서 빅데이터를 기반으로 한 통계치를 참고하면 2017년 안구건조증으로 진단받은 환자는 약 231만 명이고 최근 5년간 안구건조증 환자가 꾸준히 증가 추세라고 밝혔다. **안구건조증은 보통은 나이가 듦에 따라 눈물막의 질(Quality) 저하, 눈물분비 기관의 노화로 발생되는데 최근에 발표된 다수의 연구논문에서는 건성안 발생 연령층이 점차 젊은 층으로 확대**되고 있다고 한다. 젊은 층에서 안구건조증을 앓고 있는 비율이 약 50.6%로 절반을 넘어섰다. 10대 여학생층에서는 산소투과도가 낮고 눈물순환에 불리한 미용 목적의 컬러콘택트렌즈의 사용이 늘어나고 있고 20대 층은 라식, 라섹 등의 굴절교정 수술의 대중화로 수술을 받는 자가 크게 늘었다. **미용 콘택트렌즈 과사용, 굴절교정 수술의 증가는 젊은 층의 안구건조증 비율을 높이는 데에 한몫하였고 전 국민의 스마트폰의 중독으로 인해 안구건조증 환자가 더욱더 늘어났다.** 필자가 우연히 "전 국민이 스마트폰 중독에 걸렸다"라는 제목의 신문기사를 보게 되었는데 이제는 이런 소제목이 놀랍지도 않고 식상할 정도이다. 앞으로 어떤 대책을 세우지 않으면 스마트폰의 중독은 나라 전체의 안보건에 치명적인 문제가 될 것이다.

우리 눈은 눈물막으로 둘러싸여 있는데 눈을 깜빡일 때마다 눈물이 순환되고 눈물 분비가 촉진된다. 그런데 스마트폰을 보거나 무언가에 집중하는 동안에는 눈을 깜빡이는 횟수가 현저히 줄어든다. 독자들도 집에서 한번 실험을 해보면 금세 알 수 있을 것이다. "책을 읽거나 컴퓨터 작업 등을 집중해서 하고 있는 나 vs 평상시 일상생활을 하고 있는 나"를 동영상으로 촬영해서 눈 깜빡임 횟수를 세어보길 바란다. 일상생활에서는 보통 1분에 15~20회 정도 눈을 깜빡이게 되는데 집중해서 근업을 할 때는 깜빡임 횟수가 약 3분의 1 이하로 줄어들게 된다. 근업을 오래하면(스마트폰 등에 집중하면) 눈 깜빡임이 줄어드는데 안구표면에 눈물이 골고루 퍼지지 않고 눈물이 쉽게 마르면서 당신의 눈이 건조해질 수밖에 없다. **눈이 건조해지면** 본문 p.46의 그림처럼 **눈 표면에서 난반사로 인해 난시가 발생하고, 안구피로가 발생한다.**

4) 노인인구의 급증으로 인한 노인성 안질환 문제

앞에서 눈의 위협 요소로 전 세계적으로 근시 팬데믹(Pandemic) 현상, 청색광, 자외선 등의 유해광선, 안구건조증 환자의 폭증을 언급하였고 이제 마지막으로 노인성 안질환의 문제를 다룰 것이다.

노인 인구의 급증에 따라 노인성 안질환 환자가 많이 늘어나고 있고 사회적인 문제로 대두되고 있다. 안질환은 매우 다양하고 광범위하지만 우리가 살면서 반드시 신경써야 할 주요 노인성 안질환 위주로 설명을 하겠다.

■ 노년기 때 주의해야 할 대표 안질환

백내장(Cataract) – 시야가 흐리고 뿌옇다.

백내장은 육안 상 눈 내부에 백태가 낀 것 같다고 하여 백내장(白內障)이라고 명명되었는데 전 세계적으로 실명 원인 질환 1위에 랭크되어있다(전 세계적으로 백내장 환자의 수가 3,000만 명으로 추산되는데 실제로는 이보다 훨씬 더 많다). 사실 치료만 제때 받아도 실명률이 거의 0%에 가까울 정도로 크게 걱정을 안해도 되는 질환인데 대체 실명 인구가 왜 이렇게 많은 것일까?

아직도 제 3세계, 저개발국가에서는 백내장이 발생해도 치료받을 돈이 없어서, 의사 수가 부족해서, 병원이 없어서 등의 이유로 병원 문턱도 넘어보지 못하고 실명한다고 한다. 백내장은 약 20분 정도의 수술 시간만으로 시력을 회복할 수 있다. 그런데 지금도 지구 반대편에서는 기본적인 의료서비스를 받지 못하여 실명하는 분들이 발생한다는 것이 참으로 안타까울 따름이다. 그렇지만 아직 세상이 희망적이고 살만하다는 생각이 드는건 매년 아프리카로 자비를 털어서 의료 봉사활동을 떠나는 훌륭한 분들이 많이 계신다는 점이다. 본인이 가진 재능(Talent)를 백분 발휘하여 사랑을 실천하시는 분들이 정말 존경스럽다고 생각한다.

한국에서는 누가 백내장으로 실명했다는 이야기를 거의 못 들어봤을 것이다. 그만큼 치료만 제때 하면 무서운 질환은 아니다. **백내장은 다양한 원인(노화, 단백질 변성, 자외선, 당뇨병, 외상, 스테로이드계열 약물 등)으로 수정체의 혼탁이 발생하는 질환인데 65세 이상 노인 인구에서 가장 흔하게 발병하고 입원질환 1위(입원환자 수 기준), 노인 수술 1위로 매우 흔한 노인성 질환**이다.

백내장은 앞에서 이야기한 것처럼 다양한 원인으로 발생한다고 하였는데 수정체가 혼탁되는 증상으로 시작된다. **수정체는 물 65%와 단백질 35%로 이루어져 있는데 외부에서 들어오는 자외선이 각막을 통과하여 수정체에 누적 흡수되기 때문에 단백질 변성이 일어나기 쉽다. 마치 계란프라이가 달궈진 팬 위에서 하얗게 익어가듯이 인간의 수정체도 혼탁 되어간다.** 수정체에 지각신경이 없는 관계로 이 질환은 **충혈, 통증이 없지만 마치 눈앞에 구름이 낀 듯 사물이 흐려 보이는 시력장애**를 호소한다.

백내장 발병 초기에는 눈이 침침하고 사물이 뿌옇게 느껴진다. 눈부심을 느끼기도

하고 눈앞의 글자를 구분하지 못하여 일상생활에 큰 불편을 준다. 시간이 흘러 성숙기 단계에 이르면 육안으로도 동공이 하얗게 보이기 때문에 시력장애가 심각한 수준에 이른다.

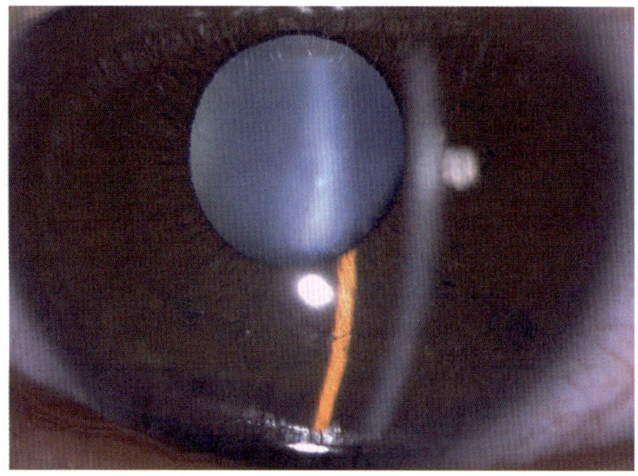

백내장이 많이 진행된 상황으로 동공내부가 뿌옇게 보인다.

이때 치료가 이뤄지지 않고 계속 방치하게 되면 녹내장이 합병될 수 있어 실명할 확률이 높아지게 된다. 눈 내부 수정체의 점진적인 혼탁으로 인해 자연적인 회복은 불가능하다. 약물점안의 치료법도 있지만 효과는 크게 기대할 수 없다. 백내장은 일단 발병하면 수술(뿌옇게 혼탁된 유리창을 교체하듯이 혼탁물을 제거)만이 효과적인 치료의 원칙으로 알려져 있다.

고혈압성 망막병증-고혈압은 혈관을 손상시킨다.

노인 인구가 늘면서 고혈압 환자가 증가하였고 안과적 합병증인 고혈압성 망막병증을 앓는 환자도 덩달아 많아지게 되었다. 인간은 나이가 들면서 매년 신진대사도 떨어지고 살도 찌고 당 수치, 혈압 등이 조금씩 상승하게 된다. **고혈압은 그 자체로 큰 문제는 아니지만 오랜 기간에 걸쳐 서서히 우리 몸의 기관을 손상시키고 생명을 위협하는 합병증을 야기한다.** 그런 이유로 **침묵의 살인자**라고 불리는 만성질환이다. 고혈압은 우리나라 국민의 30%가 겪고 있을 정도로 흔한데(30세 이상에서) 이병기간이 길수록 고혈압성 망막병증의 발병률이 높아진다.

고혈압성 망막병증은 망막 혈관 벽이 좁아지고 경화되면서 망막이 저산소증을 겪는 허혈성 변화로 발생한다. 세극등으로 보면 망막 동맥의 가늘어짐, 동맥지의 경화성 변화를 보이다가 병이 진행되면 경성의 삼출물, 솜털 같은 흰 반점이나 부종, 울혈 유두가 발견되어 심

각한 시력 저하를 겪는다. 고혈압이 오래 지속되면 출혈과 회복이 반복되는 과정을 겪으면서 망막의 혈관벽이 두꺼워지는 경화성 변화로 혈관이 더욱 좁아지게 되어 합병증이 발생된다. 무엇보다도 혈압을 잘 관리하는 것이 중요하다. 레이저 광응고술을 통해 손상이 일어난 망막의 일부를 지져서 혈관에서 발생한 출혈을 막는 처치를 한다. 망막의 손상은 회복이 어렵기에 막막하다고 이야기 했었다. 고혈압이 있다면 정기적으로 안과 검진을 받아 조기 발견, 조기 치료를 해야 한다.

당뇨병성 망막병증-한국인 실명률 1위 질환

65세 이상에서 5명 중 1명이 당뇨를 앓고 있다고 한다. 인간의 수명이 늘어나면서 당뇨와 고혈압 환자도 많아졌다. 당뇨병과 고혈압이 발병되더라도 초반부터 몸의 큰 변화가 있거나 당장 심각한 자각증세가 있는 것은 아니다. 정말 무섭고 우려스러운 점은 합병증이다. **당뇨는 우리 눈에 특히, 망막에 영향을 준다. 당뇨병성 망막병증은 서서히 진행되는데 당뇨병의 이병기간과 밀접한 관련이 있다.** 당뇨병을 앓은 기간이 길수록 당뇨병성 망막병증의 발병도 증가한다. **당뇨병의 이병기간이 15년이 경과되었다고 하면 거의 대부분 눈에서 문제가 생기게 된다. 당뇨병성 망막병증은 미세한 망막 혈관에 피가 돌지 않아서 생기는 질환으로 서서히 진행**되는데 비증식성 시기를 지나 점차 증식성 시기로 이행된다. 모세혈관이 좁아지는 순환장애가 발생되는 허혈상태를 겪게 된다. 허혈상태가 지속되면 영양공급을 못 받게 되는 것에 대한 대응으로 신생혈관(새로운 혈관)을 만들어 낸다. 시신경, 망막에 신생혈관이 증식되는 것을 증식성 당뇨망막병증이라고 한다.

신생혈관은 허혈성 변화에 대응한 망막의 몸부림이라고 생각하면 이해가 쉽다. 신생혈관은 눈에서 임시방편으로 급하게 만들어낸 "날림공사 혈관"이기 때문에 원래 기존에 있는 혈관보다 내구성이 약해서 쉽게 파열되기 쉽다. 신생혈관이 비정상적으로 약해서 산소와 영양분을 공급하다가 중간 중간에 혈관이 터져서 산소와 영양분이 줄줄 새는 것이다. 영양분이 제대로 전달되지 못하자, 공급을 기다리던 곳에서는 또

다시 새로운 신생혈관을 만들어내고 다시 터지고 또다시 신생혈관을 만들고... 반복되는 것이다. 치료하지 않고 방치되면 망막박리가 일어나 결국에는 실명하게 된다.

과거에 스승님께서 망막질환을 치료하는 광응고술에 대해서 "찢어지게 가난한 집에서 장남 대학보내기"라는 비유로 설명해주셨다. 장남 하나를 바라보고 나머지 가족들이 희생하듯이 눈에서 중요하고 그나마 가장 나은 황반부 혈관을 살리기 위해서 주변부의 비실한 혈관을 레이저로 지져서 태워버리는 치료를 하기 때문이다. 더 큰 피해를 막기 위해서 정상적인 혈관까지 희생시키는 치료법이다. 망막질환은 참으로 막막하다.

황반변성(Macular degeneration)-사물이 찌그러져 보인다.

황반변성은 연령관련 황반변성(Age-related Macular Degeneration, AMD)이라고 이야기한다. 용어에서 알 수 있듯이 나이와 관련이 밀접한 질환이다. 황반(Macular)은 망막이라는 신경층에서 가장 중요한 역할을 한다. 앞장에서 당뇨병성 망막병증을 레이저 치료할 때 황반부로 가는 혈관을 살리기 위해 주변부 망막을 희생시킨다고 언급하였다. 그만큼 황반이 매우 중요하다. 이 부위에 시세포(빛을 느낄 수 있는 광수용체)가 밀집되어 있어 정교한 시력을 구현해낸다. 그런데 황반이 변성되면 빛을 감지하고 정교한 시력을 구현하는 기능이 저하된다. 변성은 해부학적 퇴화 및 퇴보를 말하며 고도의 기능을 하다가 낮은 기능의 조직으로 변하는 경우를 말한다. **황반변성은 세월이 흐르면서 망막의 대사기능 저하, 활성산소의 증가 등으로 발생하는 노인성 안질환이다.** 그런데 단순히 시력이 조금 저하되는 것이 아니라 방치되면 실명하는 무서운 질환이다.

한국에서 65세 이상 노인층에서 실명을 일으키는 가장 큰 원인으로 황반변성을 꼽고 있다. 각별한 주의가 필요하다. 황반변성이 정확하게 "이것 때문에 생겼다."라고 말하기는 어렵지만 **대부분 학자들은 노화를 발병원인으로 추정하여 세월의 흐름이 눈에 쌓이는 병이라고 인식하고 있다.** 최근에 국제 학술지인 안과학 저널(Journal of Ophthalmology)에서 **흡연을 황반변성의 진행에 있어 가장 위험한 요소**라고 발표하였고 **EBS에서 방영된 명의라는 프로그램에서는 과도한 블루라이트를 황반변성의 위험인자**로 꼽기도 하였다.

황반변성은 비삼출성(건성)과 삼출성(습성)으로 구분하게 되는데 비삼출성인 경우는 다행히도 망막 및 맥락막의 위축만 보일 뿐 시력에 큰 영향을 주지 않는다. 망막에 드루젠(세포대사로 발생된 노폐물로 망막색소상피에 쌓이는데 산소, 영양공급을 방해함)이라는 노란 침착물이 보인다. 그런데 삼출성 황반변성은 맥락막에 신생혈관이 생기는 단계인데 맥락막의 혈관이 망막 부분까지 뚫고 나와 비정상적으로 생성된다. 신생혈관은 "날림공사 혈관"이라고 표현했는데 매우 약하고 잘 터지는 혈관이어서 삼출물과 혈액이 흘러나와 황반부위를 압박하게 된다. 시력이 급격하게 떨어지기 때문에 치료가 시급하다. 황반변성은 가끔 노안으로 오인받기도 하여 치료시기를 놓치기도 한다. 조기검진으로도 확인이 쉽지 않다. **가까운 사물을 볼 때 비틀려 보이고 책을 읽을 때 글자의 공백이 심하거나 시야의 일부가 지워진 것처럼 보인다면 빨리 병원을 가야 한다. 또한 사물이 휘어져 보이거나 왜곡되어 보이면 황반변성을 의심**해야 한다. 황반변성 유무를 알 수 있는 암슬러 격자시표 검사라는 것이 있는데 집에서는 간단하게 모눈종이를 이용해도 좋다. 부록에 첨부한 황반변성 셀프테스트 그림으로 황반변성의 유무를 간단히 확인해볼 수도 있다. 30 cm 떨어진 거리에서 한쪽 눈을 가린 채 눈을 옆으로 움직이지 말고 오직 가운데 점만을 주시하면 된다. 선들이 휘어져 보이거나 가운데에 점이 퍼져 보이고 희미해 보인다면 신속히 안과병원을 방문해야 한다.

〈황반변성 셀프테스트〉

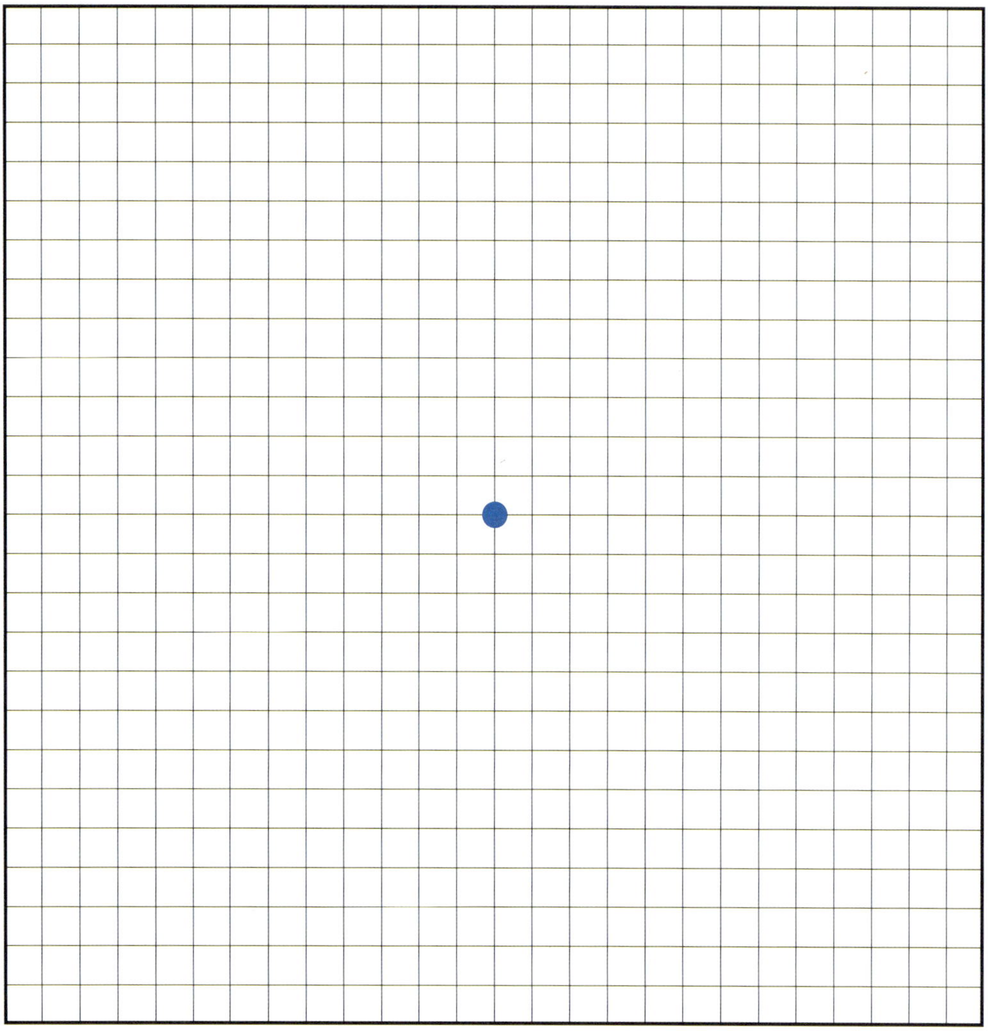

녹내장(Glaucoma)-소리 없는 시야 도둑

일반적으로 녹내장은 눈 내부 압력(안압)의 상승으로 시신경이 손상되어 점차 시야가 좁아지다가 말기에는 실명하게 되는 무서운 안질환이다. 대개는 높은 안압으로 인해 발병하지만 한국, 중국, 일본인들은 안압이 정상범위에 있어도 시신경 손상이 진행되는 경우가 많고 시신경유두에 허혈이 발생할 수 있다. 이런 경우를 "정상안압 녹내장"이라고 한다.

백내장과 함께 흔히 들어본 질환일 것이다. 백내장 수술은 비교적 치료가 간단하고 시력회복이 쉽지만 **녹내장(만성, 개방각)은 병이 진행되는 과정에서 무(無)증상인 경우가 많고 시야가 좁아졌다고 느껴서 병원이 방문했을 때는 이미 말기 녹내장**인 경우가 대부분으로 예후가 좋지 않다. 녹내장으로 인한 시야 손상은 시야 주변부터 나타나는 경우가 많아서 뇌가 인식하기가 어렵기 때문이다.

이런 이유로 **"소리없는 시야 도둑"이라는 별명**을 가지고 있다. 안타깝게도 한번 손상된 시신경은 회복이 불가능하고 손상의 정도가 심할수록 실명 위험이 높은 것으로 알려져 있다. **우리나라의 실명 인구 약 70만 명 중 40%가 녹내장으로 인해 시력을 잃었다.**

녹내장의 발병 원인은 확실하게 밝혀지지 않았으나 일반적으로 안압이 높을수록, 40세 이상, 녹내장 가족력, 당뇨병, 고혈압이 있는 사람일수록 발병률이 증가한다.

녹내장은 두 가지 유형으로 분류되는데 급성 녹내장과 만성 녹내장이다. **급성 녹내장의 경우는 전체 녹내장의 약 10%를 차지하는데 다음과 같은 자각증상이 나타난다. 속이 울렁거리고, 구토, 두통과 함께 눈의 극심한 통증, 빛 주변 달무리, 흐린 시야, 충혈 증상 등을 호소한다. 이때 환자는 본인의 증상을 내과적인 질환으로 오인하여 타과를 전전하다가 골든타임을 놓쳐버린다. 급성녹내장은 즉시 수술 등이 필요한 응급질환으로 12시간 이내에 방수길을 열지 않으면 실명한다.**

한편, 만성 녹내장은 방수가 나가는 길이 열려 있다고 하여 개방각 녹내장이라고도 한다. 수년에 걸쳐 서서히 안압이 높아져서 시력이 저하되는데 급성 녹내장 케이스보다 훨씬 흔하게 볼 수 있다. 말기에 이르러서도 **증상이 나타나지 않아 실명하기도 한다.** 하지만 조기에 발견하여 치료하면 병이 더 이상 악화되지 않도록 조절할 수 있고 점안약, 내복약, 레이저 수술 등의 치료법이 크게 발전하여 정기적으로 검진만 신경 쓴다면 너무 걱정하지 않아도 좋을 듯하다.

추가로, 녹내장 환자는 일상생활에서 다음과 같은 사항을 주의해야 한다.

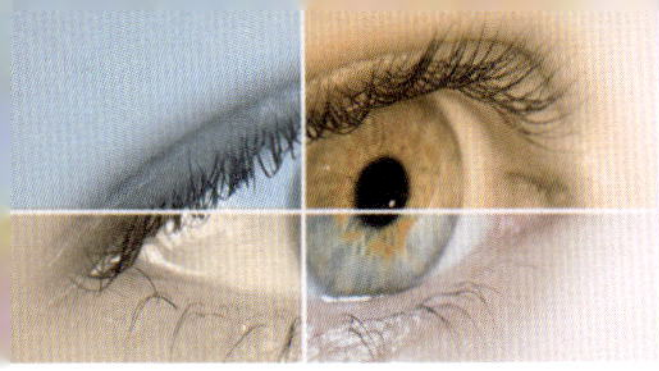

1. 목이 조이는 넥타이는 피해야 한다.
2. 금연을 해야 하고 폭음을 자제한다.
3. 음료를 한 번에 많은 양을 마시면 안 된다.
4. 물구나무서기 등 복압이 올라가는 운동을 자제한다.
5. 고개를 숙인 자세에서 장시간 근업은 피한다.

우 리 들 이
궁 금 했 던
시 력 &
안 경 이 야 기

4

눈 건강에 빛이 되는 이야기

눈 건강에 빛이 되는 이야기를 하기에 앞서, 필자가 제안하는 시력회복 훈련법이 드라마틱하게 시력을 향상시키는 치료법이 아니란 점을 밝혀둔다. 요즘 SNS에서 이슈가 되고 있는 기적의 눈 회복, 시력 훈련처럼 갑자기 눈이 십 년 이상 젊어진다든지 0.1 시력표를 읽던 눈이 1.0 시력표를 보게 된다 등의 이야기는 기술하지 않았다. 그러한 눈 운동법은 세상 어디에도 존재하지 않는다고 확신한다. 이 글을 읽는 독자분들이 이 시력훈련 파트를 숙지하고 평상시 일상에서 다양하게 활용하여 현재도 진행되고 있는 눈의 노화를 지연, 안구피로 개선, 진행되는 근시 도수 관리, 누진렌즈를 쉽게 적응하는 효과를 얻게 되길 기대한다.

1) 시력회복 훈련법 7가지를 지금 당장 실천해보자!

(1) 멀리~멀리~ 훈련법

몽골인, 에스키모인처럼 보고 생활하라!
: 멀리 보는 일이 일상화되어야 그들처럼 원거리 시력이 강해진다.

하루 중에 대부분의 시간을 근거리 작업에 몰두하는 현대인은 과도한 조절작용을 하게 된다. 이는 근시를 진행시키고 안정피로가 가중된다. 근거리 작업을 오랫동안 하면서 굳어진 섬모체 근육을 이완시키기 위해서는 **먼거리의 사물을 의식적으로 보는 습관이 필요하다. 40~50분 정도 연속으로 근거리 작업을 했다면 밖에 나가서 5~10분씩 먼거리를 응시하길 바란다.** 먼거리를 응시할 때는 눈에서 조절작용이 풀리게 되는데(근육의 이완) 섬모체 근육이 이완되는 것이 즉, 눈을 쉬게 하는 것이다(피로완화 렌즈도 이러한 원리라고 본문 p.113에 언급하였다).

만약에 밖으로 나갈 수 없는 상황이라면 사무실에서 포스트잇을 이용하여 눈을 쉬게 하는 훈련법을 추천한다. 사무실에서 가능한 3 m 이상의 원거리를 보게 하면서 눈을 쉬게

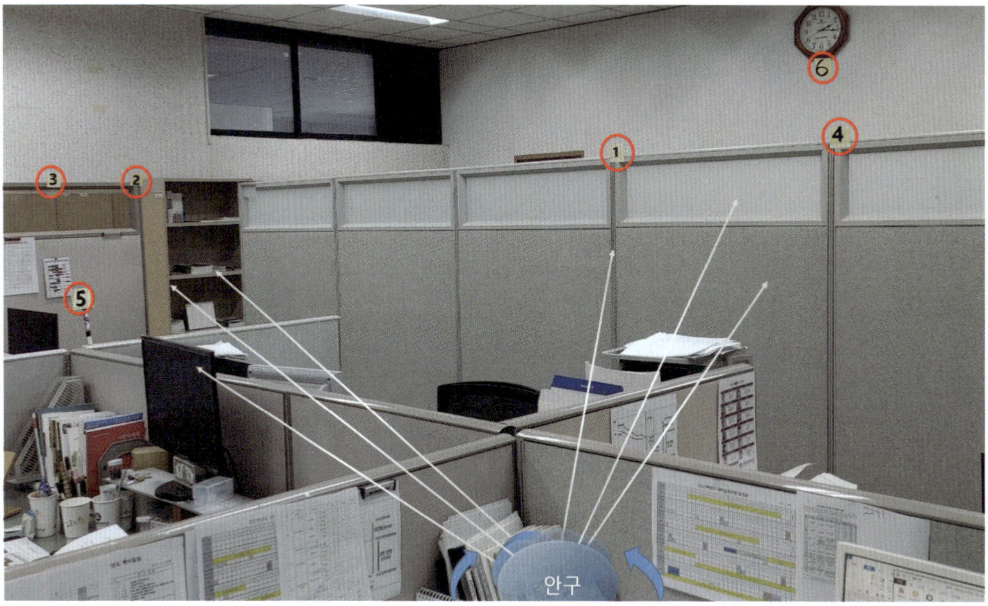

*사무실 환경 응용: 숫자 1~6까지 적힌 포스트잇을 한 시간 간격으로 한번씩 1~2분 간 응시하는 것임

하는 것이 목적이므로 포스트잇을 되도록 먼 거리에 붙이도록 하자. 숫자가 적힌 포스트잇을 본인이 일하고 있는 사무실에서 6개 이상을 붙이고 1~2분간 응시하는 것이다. 기억하기 쉽도록 포스트잇에 1~6까지 숫자를 적어서 붙이도록 한다. 점심 식사를 하고 사무실로 들어와서 실천해보자. 예를 들어, 오후 1시가 되면 숫자 1이 적힌 포스트잇을 응시하면서 1~2분간 잠시 휴식을 취하고 2시가 되면 다시 2를 응시하고... 이런 식으로 멀리보는 훈련을 한다. 마지막으로 6이 붙어있는 시계를 응시하고 퇴근하면 운동법을 기억하기가 쉽고 실천도 어렵지 않을 것 같다. 너무 바쁘거나 갑자기 회의에 들어가게 되는 변수도 발생하겠지만 생활 속에서 틈틈이 해보는 것을 목표로 잡자. 이 작은 습관으로 내 눈은 원거리 시력에 강한 눈으로 개발될 것이다.

(2) 거꾸로 훈련법 – 평소에 안 쓰는 근육을 스트레칭(공부할 때 암기에도 효과적)

우리 눈 안에는 6개의 외안근과 2개의 내안근이 존재한다. **우리가 보통 책을 읽을 때는 좌측→우측으로, 위→아래로 글자를 읽는다. 그러면 눈의 근육이 매일 똑같은 근육운동을 하게 되는 것이다. 그렇게 되면 운동의 부조화가 발생**하게 되고 정상적인 생리작용에 문제가 생겨 안근의 밸런스가 깨지게 된다. 처음에는 읽기 힘들 수도 있지만 평소 안 쓰던 근육을 사용하여 눈을 움직이게 하는 것이 주 목적이라는 점을 명심해야 한다.

*훈련 시작

(종류) ① 노년백내장 : 50세 이후 발생. / 40대미만 : 연소백내장, 40대발생 : 초로 백내장.
원인은 모르나 수정체 섬유 단백의 분자량 증가하면서 서서히 투명성 잃음.
진행
㉠ 초기백내장 : 시력감퇴가 심하지않음, 산동시키지 않으면 발견 잘 못함
제2시력
㉡ 팽대백내장 (미숙) : 진행되면서 수정체 피질이 수분을 더욱 흡수하면 수정체 용적이 더 커지고,
시력감퇴, 단안복시, 안압상승 ⟶ 수정체 팽대 녹내장
수술시기 → ㉢ 성숙백내장 : 피질이 모두 혼탁, 동공이 희게보임. 시력 극히 불량, 수분상실로 정상용적으로 복귀.
㉣ 과숙백내장 : 수술않고 방치하면 피질이 분해, 액화되어 죽처럼 됨. ─방치→ 안압상승, 홍채염, 수정체 부분이탈.
*액화된 피질속 갈색의 수정체핵이 가라앉는 경우 → "모르가니 백내장".

② 외상백내장 : 젊은이, 단안성. 외상으로 수정체가 파열 or 타박으로 수정체 후낭에 혼탁이 옴
수정체속 이물질 유리, 플라스틱 → 무해 〈25세이하에서는 혼탁이 깨끗해지기도 한다〉 적외선 ⇒ 유리제조공 백내장
구리 ⟶ 녹회색 (동그란혼탁) : "해바라기 백내장"
*보시우스고리 : 때로는 흑갈색의 동그란고리가 전낭표면에 보임. 홍채색소가 좌상으로 침착 된것
③ 합병백내장 : 심한 안질환후 발생. 혼탁은 후낭하 피질부터시작, 전체에 파급. 단안성
이미 망막의 기능저하로 수술해도 예후 X.
④ 후발백내장 : 수술후 후낭을 남겨놓거나 외상백내장에서 수정체 물질이 흡수된 후,
"후낭혼탁" ⇒ 후낭과 전낭의 일부가 남고. 여기에 수정체섬유 or 상피세포가 붙게되면 혼탁된 막 형성
"소아의 백내장수술후 잘 발생" 어른도 수술후 3~5년 경과하면 30~50% 발생
⑤ 당뇨백내장 : 잘 치료하지 못한 연소성당뇨 환자서 발생. 눈송이모양 혼탁 퍼지며 진행이 무척 빠름, 양안
⑥ 중독백내장 : 오랫동안 부신피질 호르몬제제를 사용하는 환자들에게서 초래

*필기한 요약내용들을 거꾸로 돌려서 보도록 하자. 얼굴 움직임을 최소화하고 눈만 움직이도록 한다.

처음에는 내용이 머릿속에 잘 들어오지 않을 수 있는데 계속 읽어나가도록 한다.

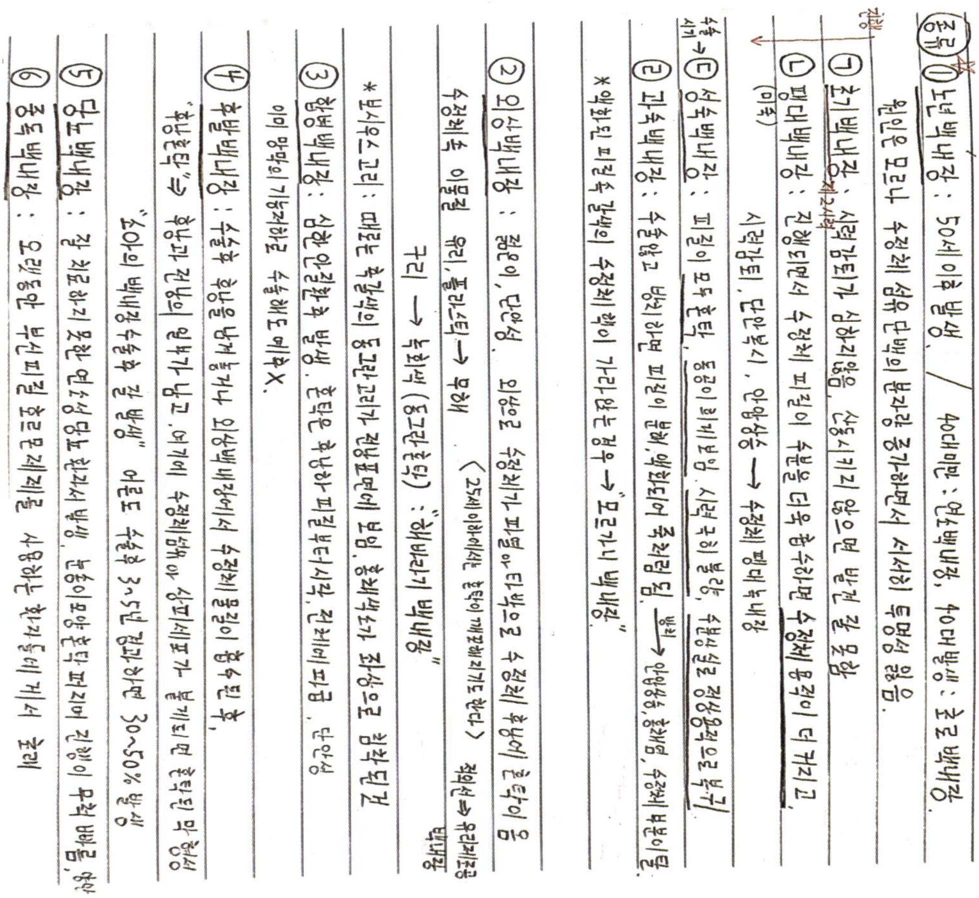

종류 ① 노년백내장 : 50세 이후 발생. / 40대미만 : 연소백내장, 40대발생 : 초로백내장.
원인은 모르나 수정체 섬유 단백의 분자량 증가하면서 서서히 투명성 잃음.
진행 ㉠ 초기백내장 : 시력감퇴가 심하지않음. 산동시키지 않으면 발견 잘 못함
㉡ 팽대백내장 : 진행되면서 수정체 피질이 수분을 더욱 흡수하면 수정체 용적이 더 커지고,
(미숙) 시력감퇴, 단안복시, 안압상승 → 수정체 팽대 녹내장
수술시기 → ㉢ 성숙백내장 : 피질이 모두 혼탁, 동공이 희게보임. 시력 극히 불량, 수분상실로 정상용적으로 복귀
㉣ 과숙백내장 : 수술않고 방치하면 피질이 분해, 액화되어 죽처럼 됨. 방치 → 안압상승, 홍채염, 수정체 부분이탈.
* 액화된 피질속 갈색의 수정체 핵이 가라앉는 경우 → "모르가니 백내장"

② 외상백내장 : 젊은이, 단안성. 외상으로 수정체가 파열 or 타박으로 수정체 후낭에 혼탁이 옴
〈25세 이하에서는 혼탁이 깨끗해지기도 한다〉
수정체속 이물질 유리, 플라스틱 → 무해 적외선 ⇒ 유리제조공 백내장
구리 → 녹회색 (동그란혼탁) : "해바라기 백내장"
* 보시우스고리 : 때로는 갈색의 동그란 고리가 전낭표면에 보임. 홍채색소가 좌상으로 침착된 것
③ 합병백내장 : 심한 안질환후 발생. 혼탁은 후낭하 피질부터시작, 전체에 파급. 단안성
이미 망막의 기능저하로 수술해도 예후 X.
④ 후발백내장 : 수술후 후낭을 남겨놓거나 외상백내장에서 수정체 물질이 흡수된 후,
"후낭혼탁" ⇒ 후낭과 전낭의 일부가 남고, 여기에 수정체섬유 or 상피세포가 붙게되면 혼탁된 막 형성
"소아의 백내장수술후 잘 발생" 어른도 수술후 3~5년 경과하면 30~50% 발생
⑤ 당뇨백내장 : 잘 치료하지 못한 연소성 당뇨 환자서 발생. 눈송이모양 혼탁 퍼지며 진행이 무척 빠름, 양안
⑥ 중독백내장 : 오랫동안 부신피질 호르몬제제를 사용하는 환자들에게서 초래

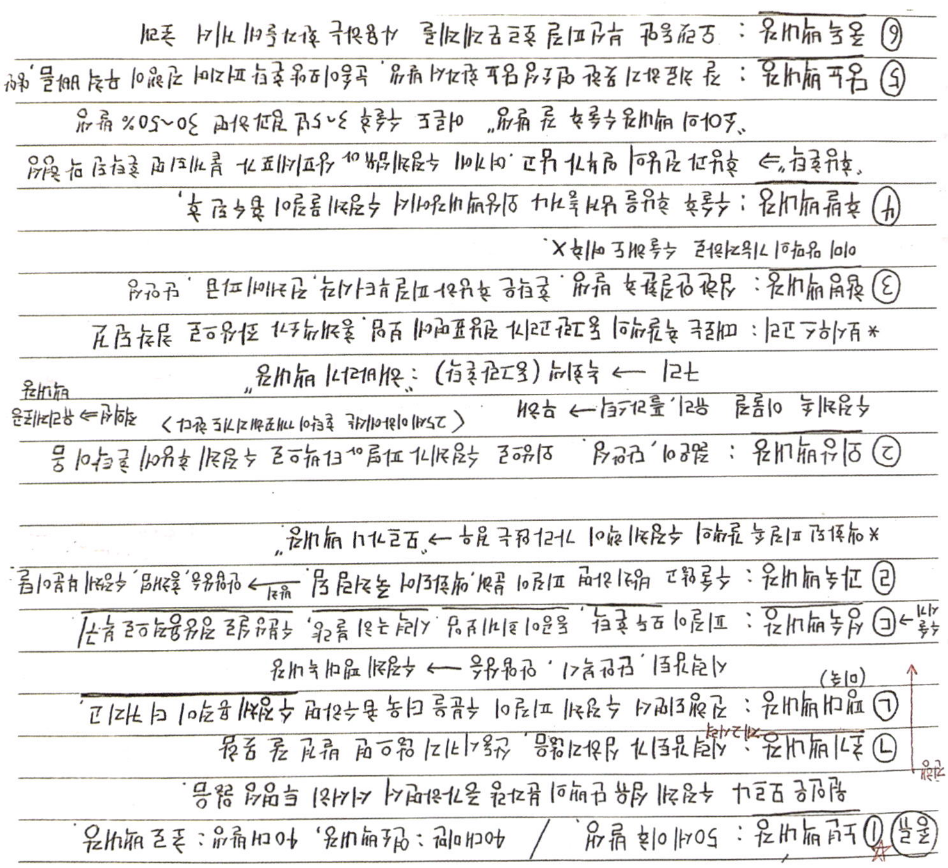

*필기한 요약내용들을 이와 같은 식으로 거꾸로 보면서 공부해보길 바란다.

얼굴 움직임을 최소화하고 눈만을 움직이도록 한다. 평상시 잘 안 쓰던 눈 근육을 쓰게 하는 효과가 발생하여 눈 근육이 의식적으로 단련되고 전체적인 눈 근육의 균형이 잡히게 된다.

(3) 시선 이동 훈련법 – 평소에 안 쓰는 근육을 스트레칭

우리는 평소에 컴퓨터 작업을 많이 한다. 이때 눈의 외안근은 거의 움직이지 않고 섬모체근이 수축(조절)만 하고 있는 상태이다. 컴퓨터 작업, 독서 등이 주된 업무인 시생활에서 우리 눈은 근육의 다양한 기능을 거의 사용하지 않고 일부 기능만 집중적으로 사용하고 있다. 특히 화면의 크기가 작을수록, 내가 보고 있는 책의 면적이 작을수록

*훈련 시작

*지그재그 시표를 보는데 눈만을 움직여서 좌우로 쫓아가는 훈련법이다. 얼굴 움직임을 최소화하도록 한다.

눈은 최소한의 움직임만 발생시킨다. 그래서 화면의 크기가 크고 독서하는 책의 면적이 클수록 좋은데 의식적으로 눈 근육을 스트레칭하여 근육의 긴장을 푸는 방법을 설명하고자 한다. **지그재그 시표를 통해서 눈 근육을 스트레칭** 해보도록 하자.

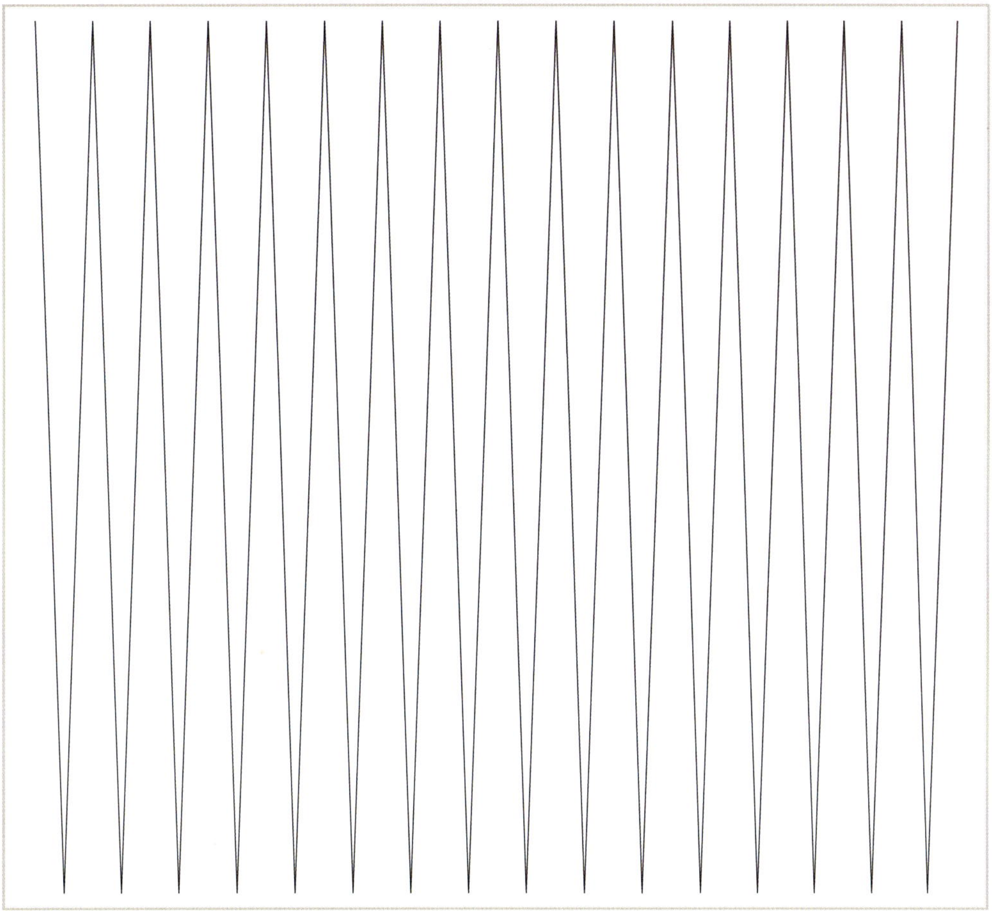

*지그재그 시표를 보는데 눈만을 움직여서 상하로 쫓아가는 훈련법이다. 얼굴 움직임을 최소화하도록 한다.

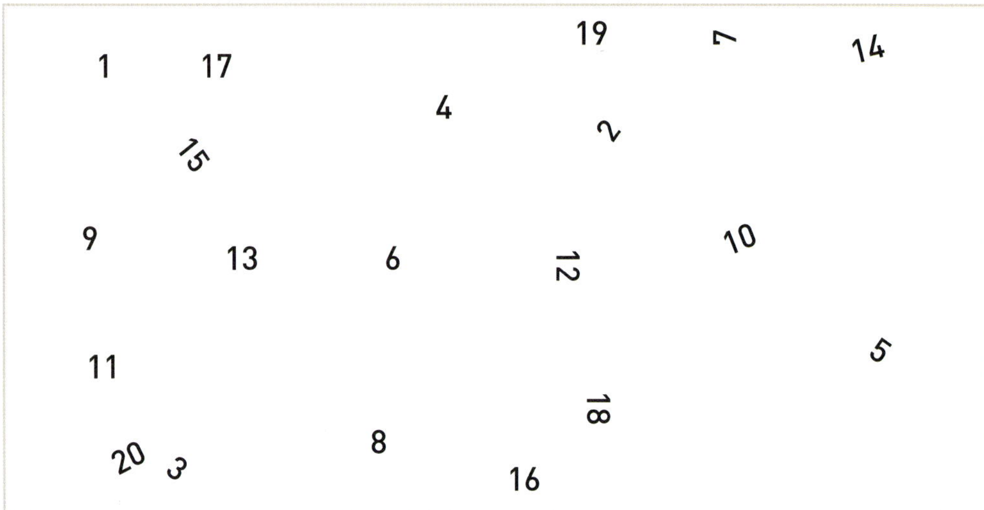

*1~20까지 숫자를 순서대로 눈 움직임으로만 쫓아가면서 읽는다.

1부터 20까지 순서대로, 20부터 1까지 순서대로 쫓아간다. 숫자시표를 거꾸로 놓고 시행해도 효과적이다. 얼굴 움직임을 최소화하고 눈만 움직이도록 한다.

(4) 단 엄지 훈련법 – 눈 근육 스트레칭, 초점강화 훈련

이 운동은 엄지손가락만 있으면 가능하다. 근시와 노안 예방에 효과적이다.

- 기본자세: 기본자세를 정확하게 취한다.
  왼팔을 끝까지 뻗고 왼손의 엄지를 세운다. 왼손의 엄지가 내 눈높이에 와야 하고 위치는 정중앙에 두면 된다.

- 훈련 시작: 또렷하게 보려고 노력하는 것이 중요하다.

(1) 근거리 응시 집중: 엄지손가락을 눈 앞 가까이로 이동하면서 초점을 엄지손가락 끝에 맞춘다. 눈에 가까워지면 어느 순간 손가락이 흐려지게 되는데 그 직전까지 초점을 잘 맞춰 보도록 노력한다. 5초간 주시한다.

(2) 중간거리 응시 집중: 그리고 천천히 팔을 뻗어서 엄지손가락을 멀리 이동시킨다. 팔을 다 뻗은 지점에서 엄지손가락 끝에 초점을 잘 맞춰 보도록 노력한다. 5초간 주시한다.

(3) 원거리 응시 집중: 그 다음, 5 m 이상의 멀리 있는 작고 미세한 사물을(쉽게 보기 어려운 사물) 응시하도록 한다. 5초간 주시하고 초점을 잘 맞추려고 노력한다.

이렇게 하루에 5분간 시간을 들여 훈련을 해보자.

(5) 양 엄지 훈련법 – 누진다초점렌즈의 적응 성공을 돕는다!

이 운동은 엄지손가락만 있으면 가능하다. 언제 어디서든지 실내외 가리지 않고 시행할 수 있고 눈 근육의 스트레칭 효과, 노안 예방과 더불어 누진다초점렌즈를 쉽게 적응할 수 있는 눈으로 만들어준다.

전국에 모든 어르신들의 누진다초점 안경 적응의 성공을 기도하며 설명하겠다.

맨눈으로 훈련을 하면 되는데 만약에 엄지 손가락이 안 보이거나 너무 흐리다면 누진렌즈를 착용하고 훈련을 시작하면 된다("누진다초점렌즈 적응 훈련법" 저작권 등록(제C-2021-021034호)).

- **기본자세**: 기본자세를 정확하게 취한다.
  왼팔을 끝까지 뻗고 왼손의 엄지를 세운다. 왼손의 엄지가 내 눈높이에 와야 하고 위치는 정중앙에 두면 된다.
  이제 오른팔은 짧게 뻗고 오른손의 엄지를 세운다. 오른손의 엄지와 내 눈과의 거리는 25 cm 정도면 된다. 오른손 엄지의 높이는 내 코 위치에 와야 하고 위치는 정중앙에 있으면 된다.

- **훈련 시작**: 코, 턱, 치, 를 기억하자!

1번 훈련: 오른손 엄지의 높이는 코 높이이다.

왼손 엄지 끝단을 5초 간 주시 후 서서히 시선을 오른손 엄지 끝단을 5초 간 주시한다.

다시 왼손 엄지 끝단 5초 간 주시→오른손 엄지 끝단 5초 간 주시

이런 식으로 2분 간 반복한다.

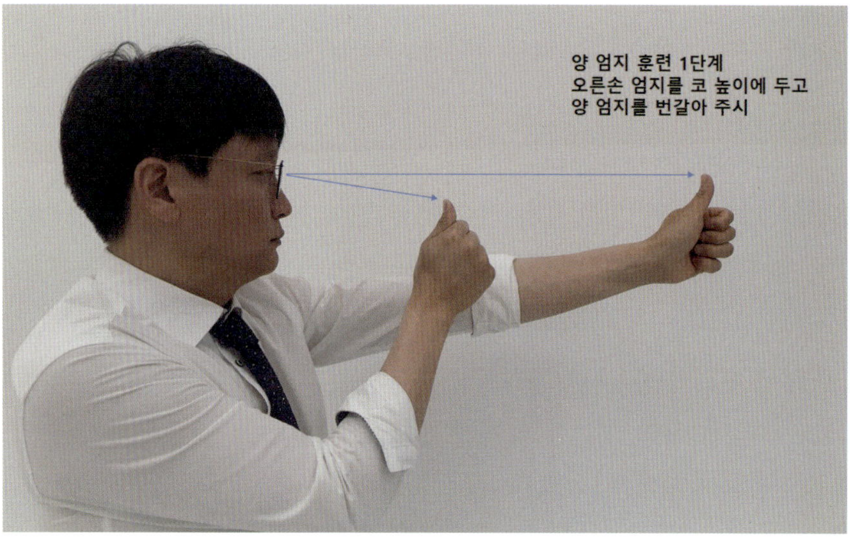

2번 훈련: 오른손 엄지의 높이만 턱 정도에 위치하도록 내려준다. 그리고 연습을 시작한다.

왼손 엄지 끝단을 5초 간 주시 후 서서히 시선을 오른손 엄지 끝단을 5초 간 주시한다.

다시 왼손 엄지 끝단 5초 간 주시→오른손 엄지 끝단 5초 간 주시

이런 식으로 2분 간 반복한다.

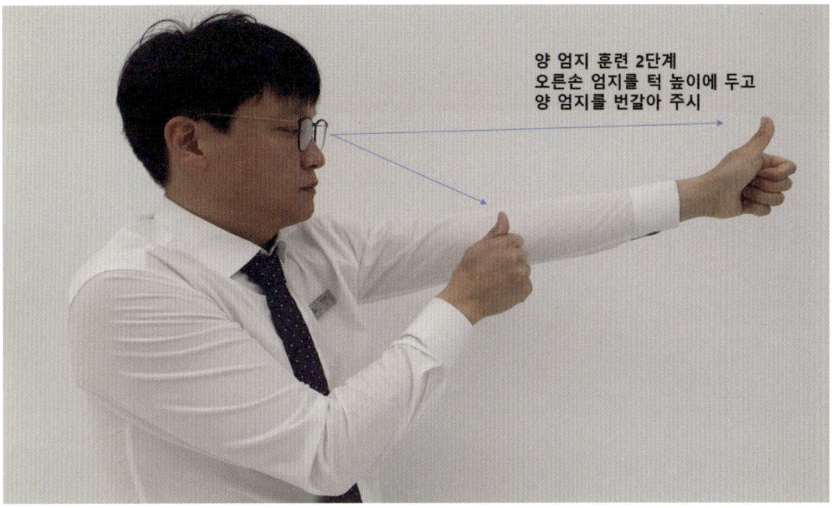
양 엄지 훈련 2단계
오른손 엄지를 턱 높이에 두고
양 엄지를 번갈아 주시

3번 훈련: <u>오른손 엄지의 높이만 명치 쯤에 위치하도록 내려준다.</u> 그리고 연습을 시작한다.

왼손 엄지 끝단을 5초 간 주시 후 서서히 시선을 오른손 엄지 끝단을 5초 간 주시한다.
다시 왼손 엄지 끝단 5초 간 주시→오른손 엄지 끝단 5초 간 주시
이런 식으로 2분 간 반복한다.

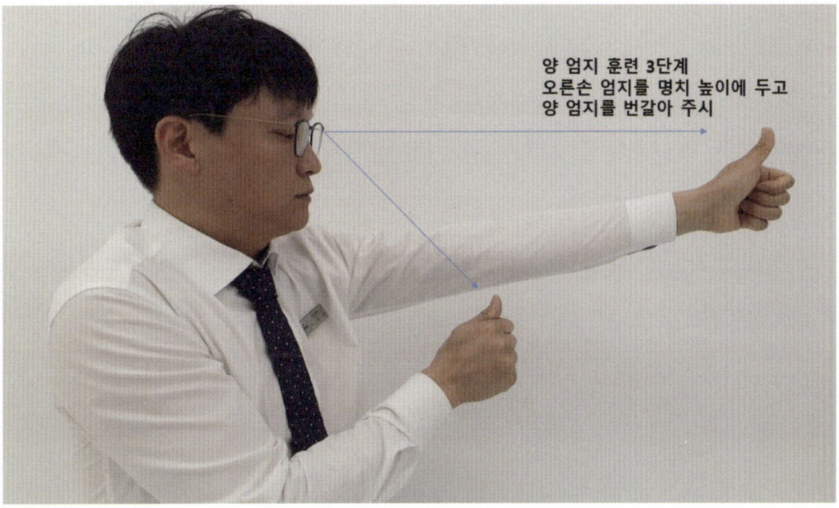
양 엄지 훈련 3단계
오른손 엄지를 명치 높이에 두고
양 엄지를 번갈아 주시

*1번 훈련→2번 훈련→3번 훈련→다시 1번 훈련~ 이런 식으로 훈련을 진행하면 된다.

1번부터 3번까지 한번 훈련이 완료된 것을 1사이클로 본다.

1번~3번 훈련을 하루에 최소 1사이클을 완료하는 것을 목표로 하고 시간적 여유가 있다면 틈날 때마다 반복해서 훈련을 해보길 바란다. 1, 2, 3번 훈련의 차이는 오른손 엄지의 높이 차이밖에 없다. 별로 어렵지도 않고 시간이 많이 소요되지도 않는다.

누진다초점렌즈 적응에 효과가 꽤 좋은 훈련법이다. 기본자세를 잘 잡고 나서 반복적으로 시행하는 것이 중요하다.

양손 엄지 훈련법은 오른손 엄지와 왼손 엄지를 번갈아 주시하면서 눈 벌림, 눈 모음, 조절력 강화 훈련도 되고 엄지손가락의 높이 차이에 의해서 자연스럽게 수직방향의 눈 운동 습관이 형성된다. 누진렌즈 적응에 성공하려면 좌우 눈 움직임을 절제하고 시선을 주로 상하로 움직이는 시습관이 형성되어야 하기 때문이다. 어느 정도 적응이 되고 나면 밖에 걸어 다니면서 훈련을 해보길 추천한다. 이 훈련을 습관적으로 자꾸 반복하다 보면 어느새 누진렌즈에 적응할 것이다.

(6) 8자 훈련법 – 안구 스트레칭, 동체시력 향상에 효과!

앞에서 언급한 시선 이동 훈련법처럼 **안구주변의 6개 근육을 의식적으로 움직이고 단련해주는 훈련이다. 평상시에 잘 쓰지 않는 근육을 사용하는 것이다.**

오른팔을 쭉 뻗고 엄지손가락을 내 정면에 둔다.

자, 이제 **엄지손가락을 세우고 누워있는 '∞'자를 허공에 그리면서 눈만 엄지손가락을 쫓아가도록 한다(맨눈으로 하는 것이 좋다).** 8자 그림을 크게 그렸다가 작게 그렸다가 하는 변화를 주는 방법도 좋고 적응이 되면 속도를 빠르게 높인다. 노인이 되면 사물의 움직임에 대한 눈의 반응이 둔해져서 교통사고율도 높아지고 역동적인 스포츠를 즐기기가 어렵게 된다. 이 훈련은 노인뿐만 아니라 운동선수에게도 도움이 되는 훈련으로 주변에 움직이는 사물에 대해 뇌가 인지, 반응하는 능력인 동체시력 강화에 도움이 된다.

(7) 목&안구 마사지–눈의 혈액순환 개선으로 시력이 강해진다. 안구건조증이 개선된다.

책상에 앉아서 컴퓨터와 마주하고 있으면 목을 구부리고 머리가 앞으로 기우는 자세가 취해진다. 이러한 자세는 눈 건강을 위협하는데 섬모체 근육의 긴장 및 스트레스 외에도 안구 내로 들어오는 혈관들의 순환장애에 영향을 미친다. 왜 그러한지? 살펴보겠다. 목 안에는 내경동맥(목 혈관)이라는 굵은 혈관이 지나면서 머리로 혈액을 공급하는데 그 분지 안동맥은 섬모체, 망막, 눈물샘(누선), 외안근(Extra ocular muscle)으로 산소 및 혈액을 공급하는 주요한 혈관이다. 전신의 혈액순환이 잘 안되거나 내경동맥의 긴장성 수축이 발생하면 눈에 직접적인 영향을 받게 된다. 눈으로 들어가는 혈류는 상대적으로 아주 가는 모세혈관으로 혈류량 또한 적은 편이다. 인체에서 혈관을 유일하게 육안으로 확인할 수 있는 곳이 눈인데 이유 없이 시력이 저하되었거나, 빈번한 충혈 발생, 실핏줄이 자주 터지는 경우에는 산소 및 영양분 공급이 원활하지 못하는 상태(혈액의 질 저하, 혈액순환 장애) 등을 의심해볼 수 있다.

정리하면, **안구 내로 공급되는 미세한 혈관들은 목 안에서 기원한 혈관이기에 목 동맥의 혈관 장애는 눈으로 직접적인 영향을 미치게 된다.**

목 스트레칭 시작: 아주 천천히 시행하는 것이 포인트다.

뒷 목에 양손 손바닥을 살짝 대고

목을 뒤로 젖히고 다시 앞으로 숙인다. 10회

목을 옆으로 숙이고 다시 반대쪽으로 숙인다. 10회

얼굴을 우측으로 바짝 돌리고 다시 왼쪽으로 바짝 돌린다. 10회

마지막으로 원을 그리듯 목을 돌리면서 마무리 한다. 3회

▶ 안구마사지 시작: 뜨거운 물 수건 준비

스팀 수건으로 안구를 5~10분 마사지하는 것은 안구 내 혈관의 혈액순환을 돕고 마이봄샘을 녹여주어 눈물막의 안정화에 기여한다. 시간을 내서 꼭 일주일에 2~3번이라도 꾸준히 시행해보자. **안구건조증 개선과 맑은 시력에 효과적이다.**

스팀수건으로 눈을 덮고 그 위에서 상안검과 하안검을 마사지하면 좋다. 안구의 위아래 오목하게 들어간 부분이 있는데 위 부분과 아랫부분을 엄지와 검지를 활용해서 마사지를 해보자. 추가로 눈썹과 눈썹 윗부분을 미간 쪽에서 눈꼬리 방향으로 문지르고 눈 밑 안와 뼈 상악골도 가운데에서 관자놀이 방향으로 문지르고 마지막으로 관자놀이를 가볍게 누르는 것으로 안구 마사지를 마무리한다.

2) 평상시 생활 속에서 실천하자.

(1) 의식적으로 멀리 보는 습관을 가져야 한다.

반복적으로 강조한다! "몽골인", "에스키모인"처럼 살아야 원거리 시력이 좋아진다.

(2) 시선 운동을 활발하게 할 수 있는 구기 종목의 운동을 하자(축구, 농구, 야구 등).

가만히 생각해보면 과거에 연날리기, 쥐불놀이, 윷놀이 등 전통놀이는 다양한 시선이동을 자극하여 눈 건강에 도움이 되는 것이었다. 실내에서 금붕어를 키우는 것도 좋다.

(3) 도수가 높으면서 근거리 작업시간이 길다면, 작업거리 최적화 안경(작업거리를 기준으로 맞춘 도수교정 안경)을 따로 맞추는 게 좋다.

대부분의 사람들은 원거리용 안경(먼 곳이 잘 안보여서 맞춘 근시안경) 하나로 멀리도 보고 가까운데도 보는 작업을 해왔다. 늘 그렇게 생활해왔기 때문에 지금부터 필자가 하는 이야기가 생소하게 들릴 수 있을 것이다. 대부분의 독자분들은 안경원, 안과병원에서 한번도 들은 적이 없는 처음 듣는 이야기일텐데 그 이유는 다양하겠지만 통념과 비용문제 때문일 것이다. 일반적으로 원용안경을 처방하여 원거리 1.0시력이 잘 나오고 사용하는데 문제가 없으면 그 안경 하나로 잘 사용해왔다(통념상 그렇게 해왔다). 그리고 검사자가 아직 노안이 오지 않은 사람에게 원용안경과 근용(작업용)안경 2개를 처방받으라고 말하는 것이 추가적인 비용 발생의 문제 때문에 껄끄러웠을 것이다. 본래 시생활을 할 때는 원거리를 보는 안경과 근거리를 보는 안경을 따로 구분하여 쓰는 것이 좋다. 왜 그러한지 설명을 하겠다. 멀리 볼 때와 독서할 때는 내 눈의 동공간 거리(P.D.)가 달라지게 된다. **우리 눈은 멀리 볼 때 상대적으로 동공간 거리가 멀어지고 가까운 곳을 주시할 때는 동공간 거리가 짧아진다.** 이는 근견반사(Near reflex)에 의한 것으로 근거리를 주시하면 동공간 거리가 짧아지는 폭주현상(Convergence)이 발생하기 때문이다.

본문 p.192 그림처럼 안경을 맞출 때는 사람의 동공간 거리를 측정하게 되는데(그림처럼 PD자로 직접 측정하거나 A.R. 자동검안 기기로 측정한다) 사람 눈의 동공과 안경의 중심점(광학중심점)을 서로 일치시켜서 정확한 조제가공을 한다(이 작업에서 오차가 생기면 오차 프리즘이 발생하여 눈을 피곤하게 만든다. 그렇기 때문에 안경사는 허용오차범위를 넘긴 잘못 조제된 안경은 반드시 폐기해야 한다고 본문 p.100에서 언급했다).

원거리를 잘 보기 위해서 맞춘 안경은 도수와 동공간 거리수치가 딱 그 원거리에 맞춰진 안경이다. 그런데 원거리 교정안경을 쓰고 근거리 작업을 하게 되면 동공간 거리가 불일치되어 오차 프리즘이 발생된다. 눈이 피곤하게 되고 불필요한 폭주부담, 개산부담 등이 유발된다. 그 외에도 거리가 달라지면 교정할 도수가 달라지는데(근시의 경우 교정할 도수가 낮아짐) 원거리 교정 안경(근시교정)을 쓰고 근거리 작업을 하면 내 눈이 조금 더 조절작용을 하고 있는 상태가 된다. 조절작용은 근시유발의 원인이라고 언급하였다(본문 p.162 참조). 원시 안경도 마찬가지로 근거리 작업 때 그 작업거리에 맞는 안경을 써야 오차

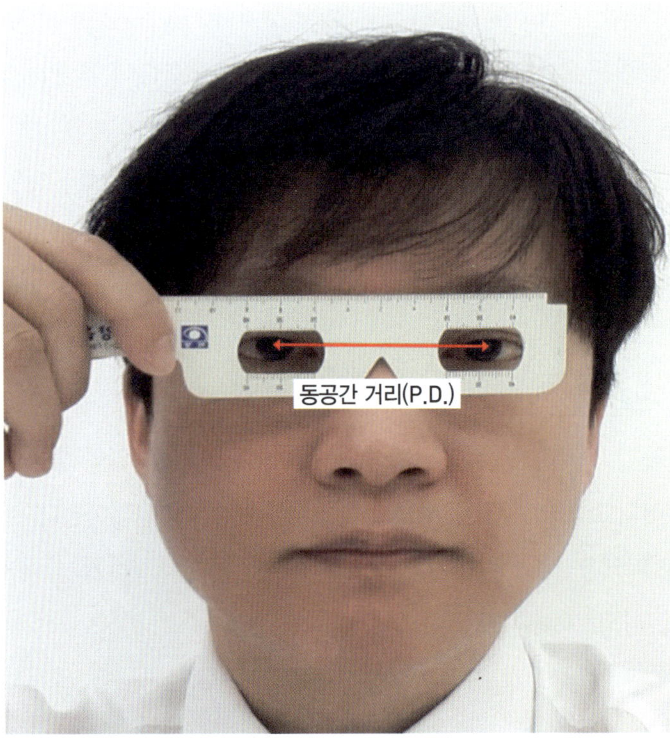

*동공간 거리는 어느 지점의 거리를 바라보냐에 따라서 달라지게 된다(원거리를 보면 동공간 거리가 길어지고 내가 보고자 하는 거리가 가까울수록 동공간 거리가 짧아진다).

프리즘과 조절부담이 생기지 않는다. 이러한 조절부담을 덜어내기 위해서 제작된 기능성 안경렌즈가 피로완화 렌즈이다(본문 p.112에서 언급함). 근거리를 주시할 때 하단부에 (+)방향의 도수가 가입되어 안구의 과조절 작용을 줄여서 피로를 감소시킨다(원리 및 효과가 "작업거리 최적화 안경"과 유사하다).

정리하면, **작업 거리에 따라 달라지는 동공간 거리, 과조절의 문제 때문에 "작업거리 최적화 안경"을 제안하는 것이다.** 하지만 안경을 추가로 구매해야 하는 비용의 부담과 두 개의 안경을 작업거리에 따라 번갈아 써야 하는 단점이 존재한다. 만약에 안경착용자의 도수가 크게 높지 않다면(경도 굴절이상) 하나의 안경(원거리 교정용)으로 원거리, 근거리를 사용해도 큰 문제없다고 생각한다. 도수가 낮으면 오차 프리즘량도 미

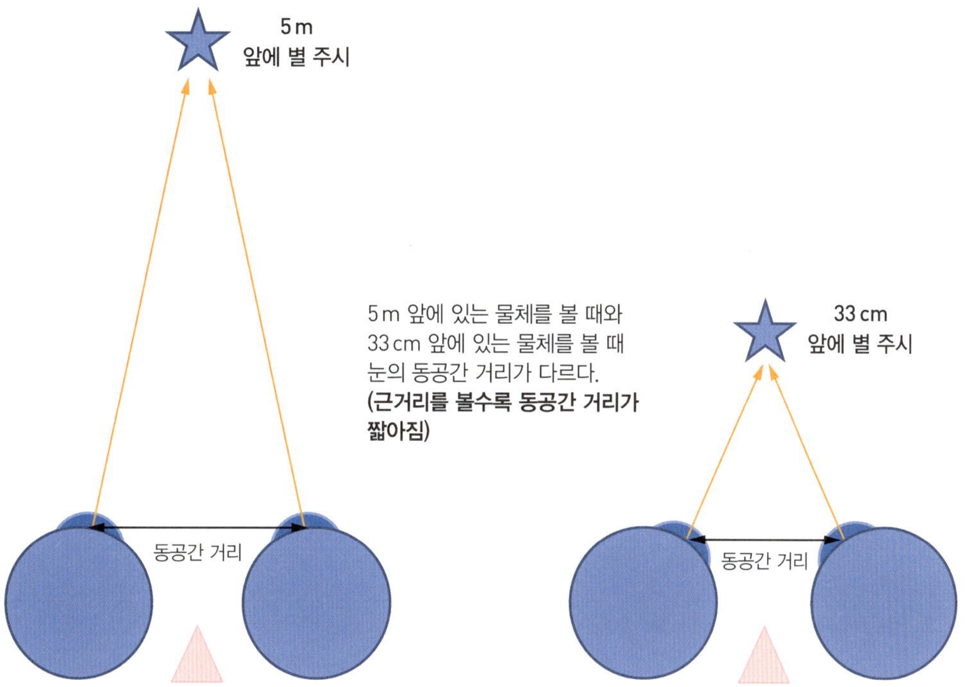

*가까운 거리를 주시하면 동공간 거리가 약 3 mm 가량 짧아진다(즉, 원용 안경을 쓰고 근작업을 하면 약 3 mm의 오차가 발생한 안경을 사용하는 꼴이 된다).

미하기 때문이다. 다만, **중등도 이상의 도수이거나 안경을 쓰고 근거리 작업하는 시간이 매우 긴 직업 군의 경우에는 작업거리를 기준으로 맞춘 "작업거리 최적화 안경"을 따로 처방받는 것이 낫다**("작업거리 최적화 안경" 저작권 등록(제C-2021-021035호)).

고로, 본인의 근시 도수가 높으면서 근업을 오래 해야 하는 직업 군이라면, 노안이 아니더라도 원용 안경 하나로 시생활을 하지 말고 도수와 동공간 거리를 작업하는 거리에 정확히 맞춘 안경을 사용해보자. 그렇게 하면 과한 조절작용이 덜어지고(근시 예방) 오차 프리즘도 발생하지 않기 때문에 눈의 피로가 감소된다. 한결 편안한 시생활을 경험할 수 있을 것이다.

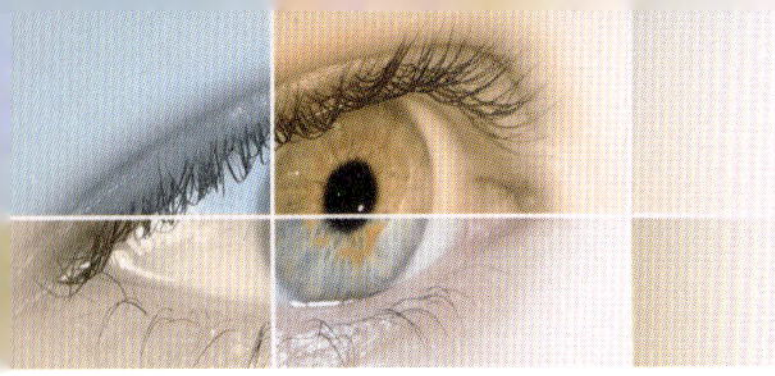

(4) 사무실 환경을 바꿔라

컴퓨터 모니터의 위치를 눈높이보다 약간 낮은 정도로 바꾸면 눈물증발이 덜 해지고 눈이 편안해진다. **큰 모니터로, 큰 글씨를 보도록 하자.** 작은 글씨를 집중해서 보면 조절성 안정피로의 발생으로 눈이 쉽게 피곤해지고 눈 주변의 온도 상승으로 안구가 건조해진다. 그리고 **건조한 겨울철에는 가습기를 사용**하도록 하자. 각결막이 촉촉한 상태로 유지되면 안구건조증과 안질환으로부터 강한 눈이 된다.

(5) 눈에 좋은 것을 먹자(본문 p.85 참고).

(6) 잘 자는 것도 매우 중요하다(본문 p.84 참고).

(7) 적정 체중을 유지하여 혈류건강을 지켜라.

비만으로 성인병을 얻게 되면 혈관, 혈액순환에 문제가 발생한다. **눈의 혈류는 본디 미미하기 때문에 혈액순환장애가 오면 시력에 직접적으로 영향을 끼친다.**

5

못다한
눈 & 안경이야기

1) 미래사회에 안경이 필요한 인구

전 세계적으로 시력교정이 필요한 인구가 급속도로 늘어나고 있는데 우리나라도 예외는 아니다. 전 연령대의 세대들이 학업, 사무, 정보이용 등 각기 다양한 경쟁 속에서 멀티미디어 기기를 과도하게 사용하고 있어 근시 인구는 더욱 늘어날 것으로 전망된다. 가혹한 현대의 시생활은 피로감 뿐만 아니라 눈 내부 근육의 과긴장, 혹사를 유발해 노안이 오는 시기를 앞당기고 있다. 그래서 상대적으로 젊은 나이에 노안경을 사용하는 자들이 크게 늘어나고 있다. 혹자는 **미래에 전 인류가 "근시 펜데믹(Pandemic)", "안경지옥"에 빠질 것이라고 말하는데 과언은 아니다.** 인간의 수명을 100세까지로 가정하면, 0~7세에는 원시, 사시 등의 시력 문제가 나타나고 7~20세까지는 안구의 성장과 환경 문제에 따른 근시의 발생으로 안경 교정이 필요하게 된다. 근시의 성장이 멈추는 20세 이후에는 라식, 라섹 등의 수술이 가능하게 되어 잠시 안경과 콘택트렌즈에서 해방되지만 시력보정 용구로부터 완전히 자유롭기는 힘들다. 왜냐하면 우리 눈은 수술 후 자외선, 청색광 파장에 취약해지기 때문에 안 보호용 안경을 찾게 된다. 또한 최근에는 과도한 근업과 멀티미디어 사용으로 인해 30대 중반에 접어들면 노안이 찾아와 가까이에 있는 글자가 흐릿하게 보이고 눈이 피로한 증상을 겪는다. 이 증상이 심해지면 다시 안경원을 방문하여 기능성 안경(눈 피로 완화 렌즈)을 처방받게 된다. 기능성 안경으로 쾌적한 시생활을 하게 되지만 시간이 흘러 조절력이 더욱 저하되면 기능성 안경만으로 보정하기 어려워진다. 이때를 본격적인 노안의 시작이라고 한다. 결국 40~50대가 되면 누진다초점렌즈 or 돋보기안경을 찾게 된다.

가만히 생각해보면 우리가 태어나서 생을 마감하는 순간까지 안경에서 완전히 자유로운 시간은 길지 않다.

- 0~7세: 원시 및 사시의 발생 가능, 안 보호용 안경 및 선글라스 필요
- 7~20세: 본격적인 근시 발생, 안 보호용 안경 및 선글라스 필요

- 20~30대: 굴절수술 가능 시기, 안 보호용 안경 및 선글라스 필요
- 30대 중반: 기능성 안경 필요, 안 보호용 안경 및 선글라스 필요
- 40대 초반: 누진다초점 안경 및 돋보기 필요, 안 보호용 안경 및 선글라스 필요
- 40~100세: 누진다초점 안경 및 돋보기 필요, 안질환 전용 안경 및 선글라스 필요

이렇듯 초등학교 입학 전에는 원시, 사시 등이 발생되기도 하고 10대 층에서는 매년 근시 인구가 폭증하고 30~40대 층에서는 노안 증가로 인해 안경의 필요 인구가 매년 늘어나고 있다.

가령, 초등학교 때부터 근시 발생으로 안경을 썼던 자가 20대에 굴절교정 수술을 하더라도 노안의 발생과 안질환 등의 문제로 생애 기간 중 약 70년 이상은 안경으로부터 자유롭기 힘들다. 더군다나 안경의 평균 회전기간이 과거에는 약 2년 정도였으나 지금은 6개월 or 1년 이내로 짧아졌다. 게다가 젊은 층에서는 시력이 나쁘지 않아도 안경을 개성과 패션을 표현하는 아이템으로 생각하여 적극적으로 활용하기 때문에 안경 수요는 꾸준히 증가하고 있다.

2) 한국형 옵토메트리의 미래

전 인류의 눈을 책임지는 안경사는 대학교(안경광학과)에서 체계적인 전문교육을 받고 보건복지부 장관으로부터 국가 면허증을 발급받는 보건의료인이다. 안경사는 시력검안을 통하여 인체 감각기관 중 가장 중요한 부분인 눈의 굴절이상 및 안위 이상을 교정하고, 의료용구(Lens)를 취급하는 전문가이다. 눈의 해부학, 생리학적 지식과 안과학적 기초지식을 가지고 있고 안경렌즈의 광학, 상품지식 및 조제가공 기술을 가지고 있는 프로이다.

한국 옵토메트리 제도에서 안경사의 업무는 눈 검사와 조제가공으로 이루어져 있

다. 통상 국내에서는 굴절검사 후 이어서 양안균형검사(우안과 좌안에 조절개입이 없도록 하는 검사)를 시행하여 눈 검사를 마무리한다. 아직은 북미지역처럼 루틴(Routine)으로 양안시(Binocular vision)검사를 시행하여 프리즘 처방을 하거나 시기능 훈련을 시행하는 곳이 소수이다. 한국에서는 처방 기술의 보급 문제와 관심의 부재로 인해 외국처럼 프리즘 처방, 시기능 훈련 기술이 활성화되지는 못했다. 또한

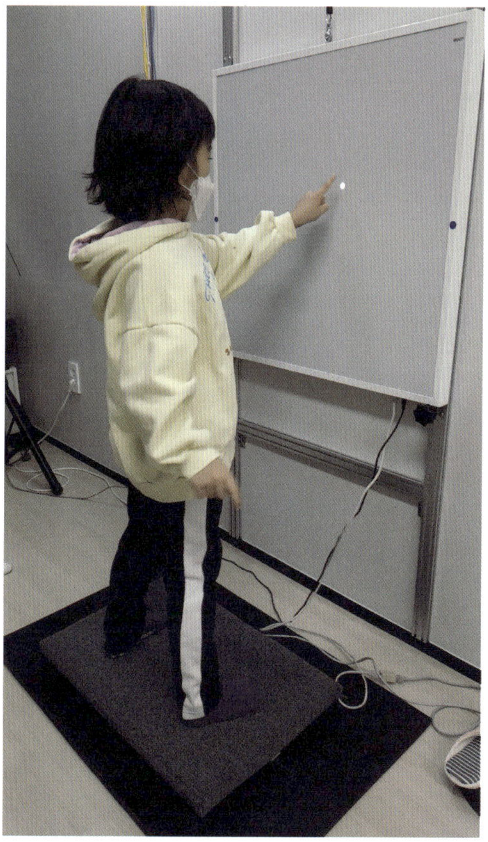

시기능 훈련–전자 안구운동 훈련
균형판 위에서 불빛을 빠르고 정확하게 터치하는 훈련으로 단안 시행 후에 양안을 동시에 시행한다.
단안 중심 주시능력이 떨어진 아이에게 효과적이고, 눈과 손의 협응 운동, 안구를 신속하게 움직이는 운동, 시감각 향상(억제제거)에 도움이 된다.

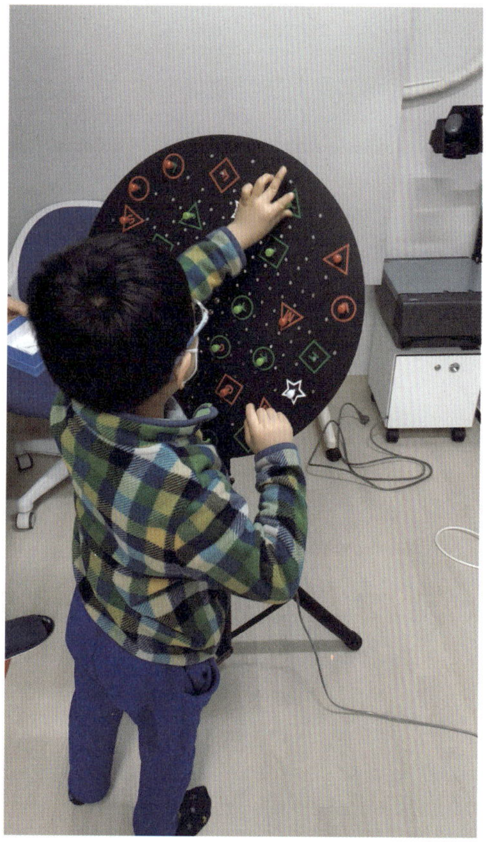

시기능 훈련–패그보드 훈련
단안으로 판의 구멍에 패그를 꽂는 훈련이다.
중심주시, 눈과 손의 협응 운동, 깊이에 대한 지각 향상에 도움이 된다.

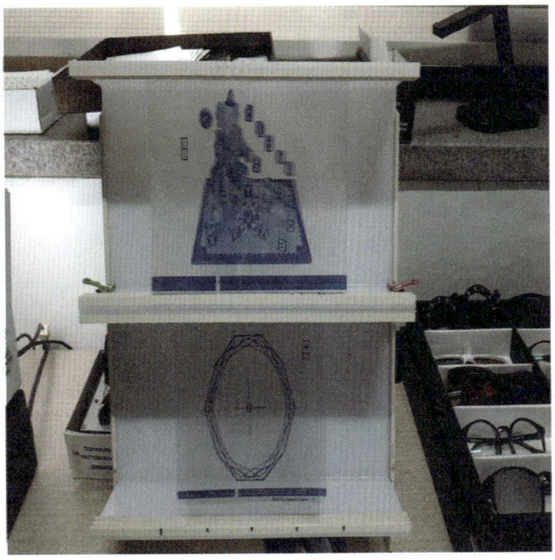

시기능 훈련-백토그램 슬라이드 훈련
두 눈의 융합능력, 협응 능력을 개선시키고 양안 주시 능력과 감각성 융합상태를 개선시켜 입체시 능력에 도움을 준다.

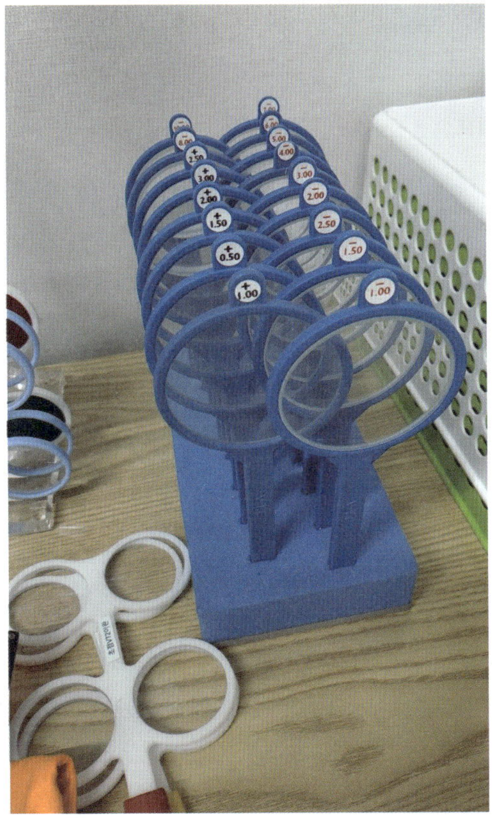

시기능 훈련-플리퍼 훈련
초점 조절의 반응 속도, 반응량 등을 개선시키는 이러한 훈련은 중심주시를 더욱 정확히 할 수 있도록 도와준다. 눈 내부의 근육인 내안근의 수축, 이완의 힘을 개선시키고 조절의 효율을 높이는 데에 도움을 준다.

대다수의 한국 안경원은 검안, 조제, 판매, 안경 수리 및 AS 등을 안경사 혼자 모두 책임지고 있기에 현 실정상 양안시 검사, 시기능 훈련 업무까지 하는 것이 쉽지 않다고 생각한다. 하지만 업계에서도 시대의 요구에 발맞춰서 변화의 바람이 불고 있다. 최근에 시력훈련, 시기능 훈련 센터가 등장하고 있고 실제로 관련 지식과 기술이 업계로 보급되고 있다.

본문 p 199, 200에 사진은 한국시기능훈련센터에서 적용하고 있는 시기능 훈련

내용이다.

시기능 훈련의 포인트는 안구를 붙들고 있는 외안근과 내부의 내안근의 단련이다. 근육의 수축과 이완의 밸런스를 맞춰가면서 눈 근육을 트레이닝한다고 생각하면 된다.

미래사회에는 고급의 삶의 질과 서비스를 원하는 개인이 늘어가고 양안시 이상안의 증가(가혹한 시생활 환경으로)로 인해 단순히 굴절이상(근시, 원시, 난시)만을 교정하여 "선명하게 보는 것"을 만족시키는 것으로 고객의 니즈(Needs)를 채울 수 없다. 시력의 quality, 삶의 질까지 고려한 시기능 처방 및 서비스가 필요하다. 그래서 안구 근육의 기능, 밸런스까지 고려한 "편안하게 보는 것"에 주목해야 한다. 앞으로 그러한 분야가 블루오션이 될 것이다. 이미 업계에서는 기능성렌즈, 양안시처방, 프리즘처방, 시훈련 등의 업무가 점차 확대되고 있다. 편안하게 보는 것, 편안한 시기능 care를 위해서 "양안시 검사 및 처방", "시기능 훈련"은 안경사가 부단히 노력해야 한다.

잠시 해외의 옵토메트리 선진국인 미국의 교육시스템을 이야기해보겠다. 주별로 차이는 있지만 4+4학년 제도로 고등학교 졸업→대학교 학부 4년→검안전문 대학원 4년→Optometry Doctor(검안의, OD)의 자격을 갖추게 된다(심도 있는 교육시스템을 바탕으로 고소득을 올리는 유망한 직종이자 전문 의료인으로 인정받고 있다).

현재 한국 안경광학과의 교육 목표가 북미형 옵토메트리를 지향하고 있고 전문교육이 점차 고도화되고 있기에 미국의 옵토메트리 교육 커리큘럼과 유사하다. 아직 부족한 부분도 있지만 실제로 기초의학 과목, 이론 수업은 매우 전문적인 수준으로 진행된다. 한국에서도 미국의 옵토메트리학과에서 통용되는 교재를 동일하게 사용하고 있고 의학적, 해부생리학적, 광학적 교육이 과거보다 심도 있게 진행되고 있기 때문에 외국보다 특별히 뒤떨어진다고 할 수는 없다. 그래서 한국 안경사 면허를 취득한 이라면 시기능 훈련과 양안시 검사를 충분히 정복할 수 있다. 또한 이 분야는 학술보다는 테크닉적인 부분이 크기 때문에 의지를 갖고 공부하면 누구나 익힐 수 있다는 점을 강조하고 싶다.

필자는 종합병원 안과에서 6년간 약 1만 명의 환자를 검안하고 데이터를 분석하

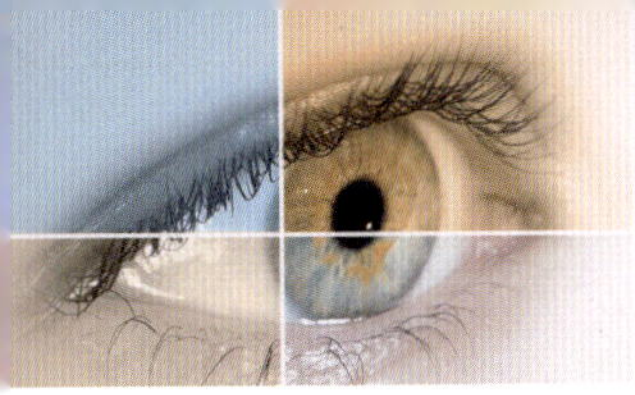

였다. 선명하게 보이는 도수 처방으로 대다수는 만족하지만 10명에 1~2명 꼴로 양안시기능에 문제가 있어 "불편함", "안정피로" 등을 호소한다(도수 처방만으로 해결이 안되는 양안시 이상 case는 생각보다 많다). 의학적인 이상이라고 진단될 만큼 안구를 지탱하는 외안 근육의 밸런스가 심하게 무너지는 사시(Strabismus)는 병원에서 수술로써 해결하지만 눈이 완전히 돌아가기 전단계인 잠복성사시(사위, Phoria)는 병원에서도 수술이나 약물로 해결할 수가 없다고 언급했다. 이러한 양안시 이상(사위안)의 문제는 시기능 훈련이나 프리즘처방(특수안경)으로 해결이 가능한 부분이 크기에 관심을 가지고 공부해야 한다.

앞에서 언급했듯이 점차 한국 사회도 삶의 질이 높아짐에 따라 안경원을 방문하는 고객들도 고차원의 서비스를 원하고 있고 그에 맞는 맞춤형 시기능 처방 서비스가 등장하고 있다. 안질환과는 무관하게 겪고 있는 다양한 시각 불편증상(복시, 안구 정렬 이상, 읽기 장애 등)에 영향을 주는 안구운동 이상, 시지각 이상을 개선하기 위한 시훈련이 중요하다. 또한 광학렌즈 회사에서는 고객의 니즈(Needs)에 맞춰 과거에는 없던 새로운 제품이 개발되고 있다(예를 들면 운전자의 시야를 보호해 주는 "드라이브세이프 렌즈", 컴퓨터나 휴대폰에서 나오는 유해광선을 차단해 주는 "청광차단렌즈" 등이다).

점차 안경을 써야 하는 인구도 늘어나고 삶의 질이 높아짐에 따라 인류의 눈을 보호해야 하는 전문 인력의 역할이 증대되고 있다. 인류의 안보건에 기여하고자 하는 사명감을 갖고 역량을 키워나가야 할 것이다.

3) 시력은 인생을 바꿀 수도 있다

시각은 눈에서부터 뇌까지 연결된 종합적인 시스템이라고 할 수 있다. 사물을 본다는 것은 단지 눈으로만 보는 일이 아니고 눈과 뇌의 연계 플레이로 가능한 일이다. 형태, 색상, 크기, 상태, 위치 등 시각으로 얻어지는 많은 정보들이 뇌와 연계되어 이해, 독해 등의 고차원적인 뇌의 발달을 불러일으킨다.

성장기 때 아이들은 눈으로 본 자극으로 뇌가 급격히 성장하기에 건강한 시력 유지가 중요하다. 시력은 뇌 발달과 아주 밀접하다. 시력이 저하되면 그만큼 시각을 통해 뇌에 전달되는 신호가 줄어들어 뇌의 자극 및 발달이 저해된다. 그로 인해 뇌의 활동이 둔해지고 일에 대한 세밀함, 집중력이 낮아져서 능력을 백분 발휘하기 어려워진다. 반대로 시력이 좋으면 정교하고 완벽한 정보가 뇌에 자극, 입력되어 두뇌 발달에 도움이 된다. 그렇기 때문에 좋은 시력은 학업, 업무능력, 생산성, 일상생활에 긍정적인 영향을 미치고 더 나아가 정력적인 활동, 사회성, 자신감 형성에도 도움을 준다. 이쯤 되면 시력 문제가 단순히 "덜 보이는 불편함" 차원의 문제가 아니라는 것을 알 수 있을 것이다. **어릴 적에는 뇌 발달 및 자아 형성, 청소년기에는 학습능력, 성인이 되면 업무능력, 사회성에도 영향을 미치기 때문에 가히 내 인생에 지대한 영향을 준다고 할 수 있다. 시력은 인생을 바꿀 수도 있다.**

참고문헌

1. "안과학" 윤동호. 일조각.
2. "백내장" 가톨릭의대 안과 및 시과학교실. 일조각.
3. "옵토메트리 개론" 성풍주. 대학서림.
4. "시기해부학" 김덕훈, 정수자, 김인숙, 조현국, 박은규, 조현수, 성아영, 최지영, 전영기, 이영환, 권오주, 김효진. 정문각.
5. "양안시 처치 및 관리" Mitchell Scheiman, Bruce Wick, 마기중, 장만호, 김재도. 대학서림.
6. "임상 안기능 검사" Nancy B.Carlson, Daniel Kurtz, 진가헌, 최혜정. 대학서림.
7. "Borish's Clinical Refraction" William J. Benjamin, Irvin M. Borish. W.B.Saunders.
8. "Optical Training: Skills and Procedures". Davey M. Wooton. Butterworth-Heinemann.
9. "Ocular Surface Disease: Cornea, Conjunctiva & Tear Film". Holland. W.B. Saunders.
10. "Clinical Ophthalmology" Jack J. Kanski, 진경현, 박인기. 도서출판 정담.
11. "항상 궁금했던 각결막의 병태생리" 김만수(가톨릭대학교 서울성모병원안센터). 내외학술.
12. "안경학개론" 한국안경광학과 교수협의회. 대학서림.
13. "물리광학 이론" 김형진, 이혜정. 대학서림.
14. "안경사 기하광학" 성풍주. 대학서림.
15. "굴절검사와 처방" 진용한. 수현출판사.
16. "최신 당뇨와 눈" 정흠. 내외학술.
17. "안경 조제 및 가공" 성풍주. 대학서림.
18. "굴절성 인공수정체와 회절성 인공수정체의 Optical quality 평가" 박창원, 윤근영, 김희진, 주천기. 대한안과학회 학술발표.
19. "M-plus 다초점 인공수정체의 임상성적" 정영권, 박창원, 황제형, 주천기. 대한안과학회지.
20. "백내장 수술 전후 교정시력의 변화가 없는 환자 군에서 OQAS를 이용하여 측정한 광학적 질의 변화" 박창원, 이용은, 주천기. 대한안과학회지.
21. "수정체 혼탁유형에 따른 객관적 검안기기의 결과" 박창원, 김근영, 김효진, 황제형, 주천기. 대한안과학회지.
22. "안경의 광심과 동공중심 불일치에 의한 유발 프리즘" 이영달, 이영일, 배선량. 대한안과학회지.
23. "CISS 설문조사를 이용한 어린이의 양안시기능에 관한 연구" 박창원, 김효진. 대한시과학회지.
24. "백내장수술 안에서 열화상카메라를 이용한 안구표면 온도의 변화" 박창원, 안영주, 김효진. 대한시과학회지.

25. “Apparatus for diagnosing dry eye syndrome and method for diagnosing dry eye syndrome using the same” 박창원, 박범철. 대한민국 특허(제 10-1662775).
26. “4가지 건성안 분석방법(OQAS test, TBUT, Schirmer test, McMonnies test)의 비교” 박창원, 김효진. 한국안광학회지.
27. “Relation of visual acuity to myopia” M. J. Hirsch. Archives of Opththalmology.
28. “The U-shaped association between self-reported sleep duration and visual impairment in Korean adults: a population-based study” Youngju An, Choun-Ki Joo. Sleep Medicine.
29. “Assessment of Optical Quality at Different Contrast Levels in Pseudophakic Eyes” Chang Won Park, Hyojin Kim, Choun-Ki Joo. Journal of Ophthalmology.
30. “Novel Noncontact Meibography With Anterior Segment Optical Coherence Tomography: Hosik Meibography” Ho Sik Hwang, Chang Won Park, Choun-Ki Joo. Cornea.
31. “각막굴절교정수술 후 각막 절삭량에 따른 안압 보정방법의 비교” 정희재, 박창원, 김효진. 대한시과학회지.
32. “내사시를 동반한 하사시의 시기능 훈련 임상사례” 김효진, 이양훈, 박창원. 한국안광학회지.
33. “눈벌림 부족형 내사시에서 성공적인 시기능 훈련의 임상사례” 이양훈, 박창원, 김효진. 대한시과학회지.
34. “콘택트렌즈 착용 직장인의 착용시간에 관한 조사” 김기성, 김선경, 김효진. 한국안광학회지.
35. “Smoking and Age-Related Macular Degeneration: Review and Update” Sara Velilla, José Javier García-Medina, Alfredo García-Layana, Rosa Dolz-Marco, Sheila Pons-Vázquez, M. Dolores Pinazo-Durán, Francisco Gómez-Ulla, J. Fernando Arévalo, Manuel Díaz-Llopis, Roberto Gallego-Pinazo. Journal of Ophthalmology.
36. “백세시대 실명을 피하는 방법” EBS 명의 방영.
37. “부모님과 함께하는 어린이 시력회복 트레이닝” 오구리 아키히로. 크라운출판사.
38. “안과 전문의가 알려주는 스스로 시력 회복법” 혼베 가즈히로. 북스토리.
39. “눈은 1분 만에 좋아 진다” 콘노 세이시. 나라원.
40. “3분만 바라보면 눈이 좋아진다” 히라마쓰 루이. 쌤앤파커스.
41. “기적의 시력 회복법” 나카가와 카즈히로. 청림Life.
42. “7일만에 눈이 확 좋아진다” 시미즈 마코토. 싸이프레스.
43. “인공지능 안경” 류영환. 대학서림.
44. “눈이 젊어지는 기적의 눈 건강법” 주천기. 비타북스.

부록 1 아기 눈으로 바라보는 세상

(저작권 등록 제C-2021-015828호): 신생아 때부터 만 7세까지 아기 눈으로 보이는 시야를 표현

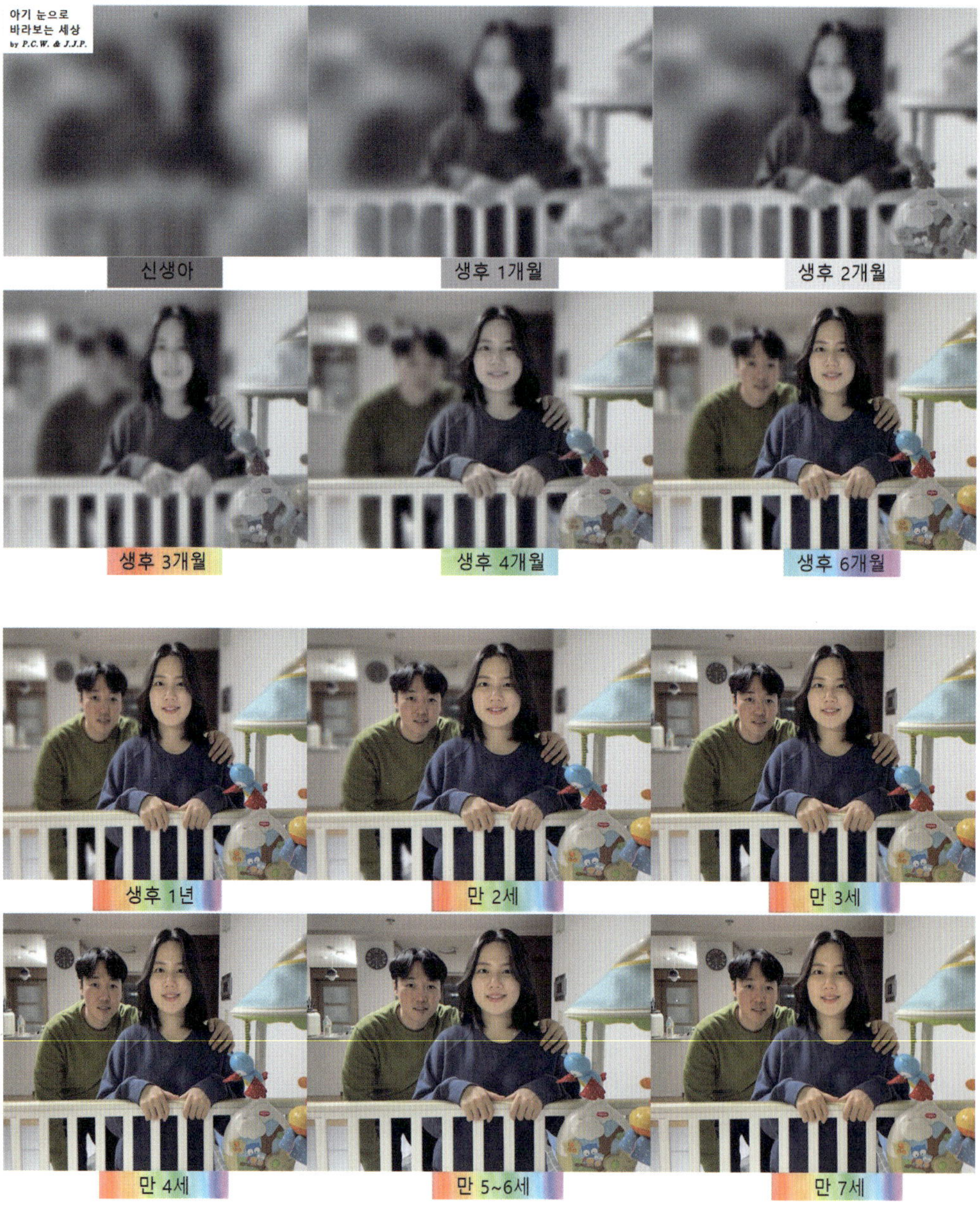

부록 2

생애 시력 연대기

(저작권 등록 제C-2021-015072호): 생애기간 동안 연령대에 필요한 시력 및 안과 정보를 나타낸 표

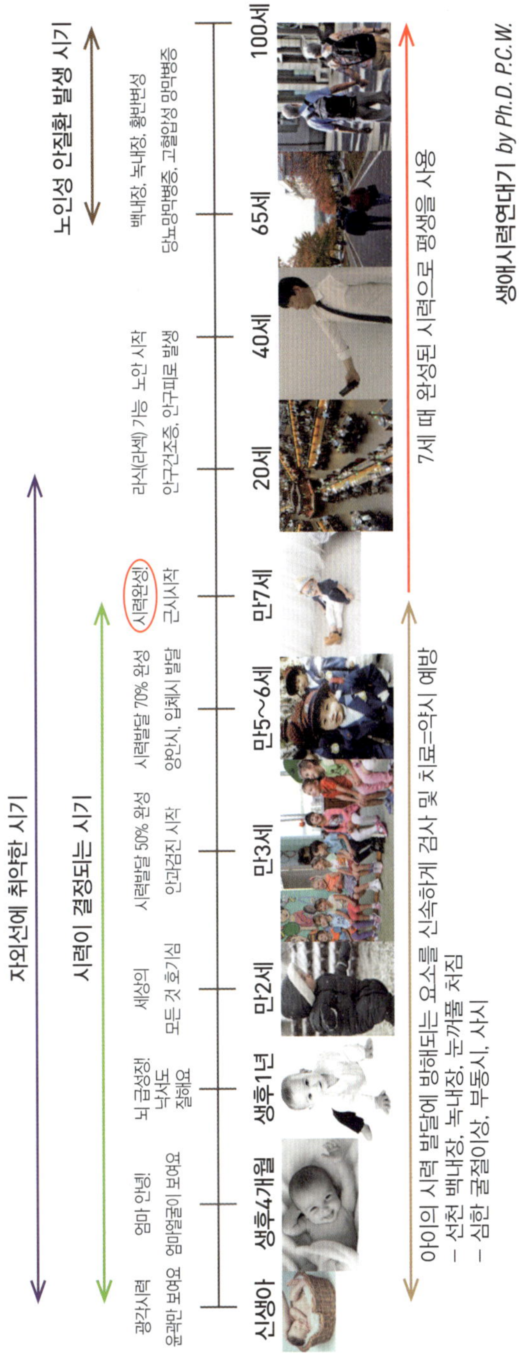

부록 3 격자시표(셀프 황반변성 검사)

가운데 점을 주시할 때 주변부의 격자가 찌그러지거나 휘어져 보인다면 "황반변성" 위험

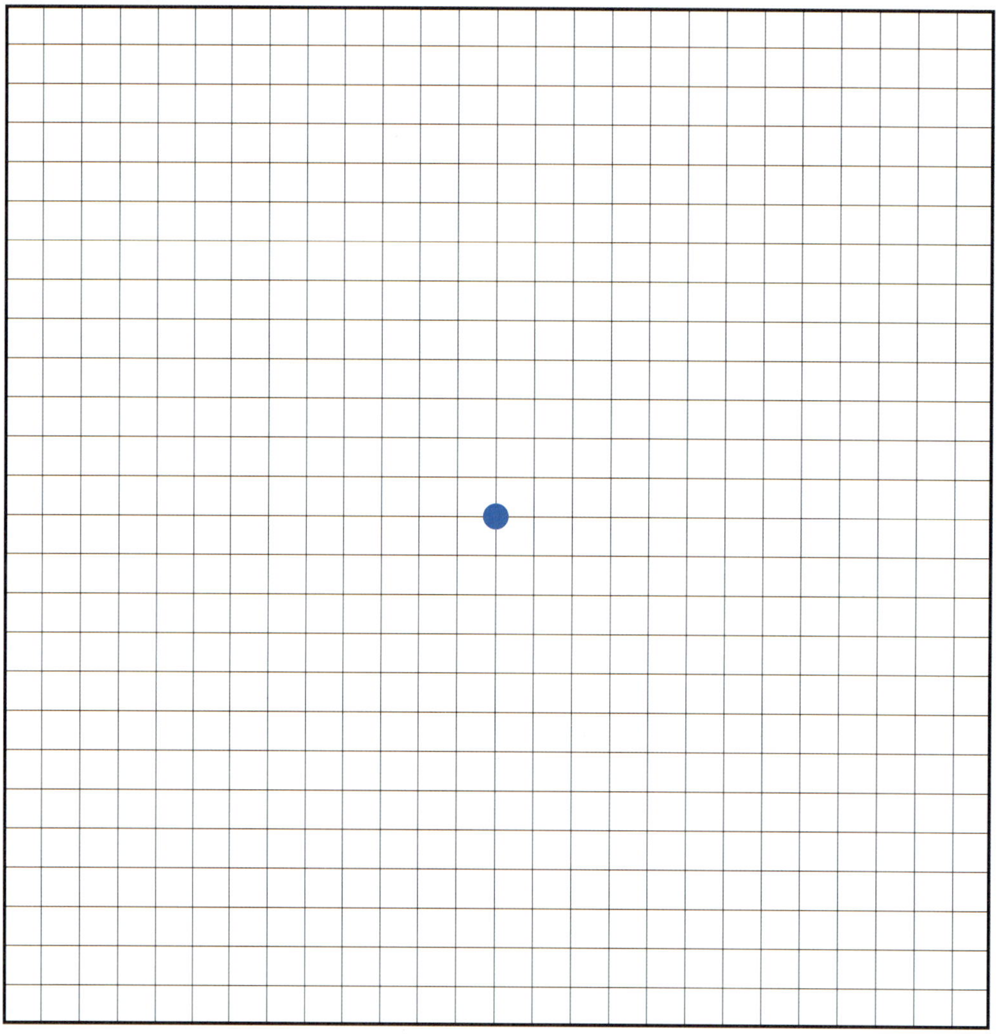

부록 4

근용시표

(저작권 등록 제 C-2021-024252호): 시표를 눈 앞 40 cm에 두고 근거리 시력을 측정한다.
방사선 시표(시계침)를 볼 때 특정 시계방향이 유독 선명→난시, 녹색바탕의 글자가 더 선명→노안

근거리 시표 (for 40 cm)

시 기 능 안 위 융 합 9 4 K	0.1
외사위 복시 안경광학 8 6 H	0.2
청광 자외선 음성폭주 7 0 C	0.25
누진다초점 약시 망막 1 0 W	0.33
백 석 기 독 교 대 학 2 4 F	0.4
글로벌 리더 8 6 0 R	0.5
진리가 너희를 3 E V	0.67
자유케 하리라 6 e	0.8
믿음 소망 사랑 7 R	1.0

486 노안	367 근시

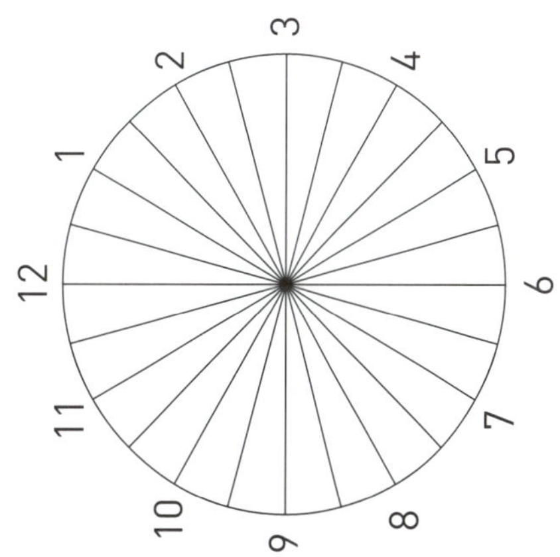

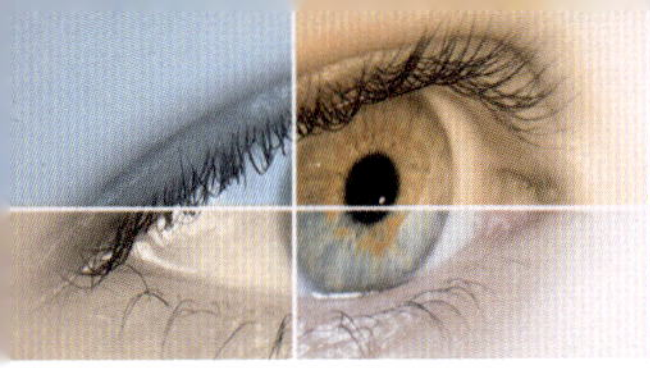

저자
박 창 원

저자는 눈의 구조, 기능 및 시력에 대한 관심으로 관련 전공을 공부를 해왔고 국가 지정 연구소인 가톨릭대학교 의과대학 시과학연구소에서 임상 안과학 분야를 연구하여 박사 학위를 받았다(연구실적: SCI급 국제 학술논문 4편, 국내 논문 및 연구발표 100편 이상, 안과 환자 데이터 약 1만 명 이상 분석, 한국연구재단, 산업통상자원부, 중소기업청과제 등 국가 프로젝트 12건 수행).

2014년 해에는 눈과 관련된 유관학술대회(대한안과학회, 한국안광학회, 대한시과학회) 전(全) 학회에서 학술우수상을 수상하고 2016년에는 안구건조증 진단 장치 및 진단 방법을 발명하여 특허등록(제10-1662775호)을 하였다.

주요 연구업적은 다음과 같다.

1. 국내 최초 "백내장 환자의 광학적 질을 분석하여 수치화" 논문 발표
2. 국내 최초 "객관화 된 안구건조증 진단장치" 특허 개발
3. 다초점 인공수정체안, 마이봄샘, 각막 연구논문이 SCI급 국제 학술지에 게재

그의 박사학위 논문은 백내장 환자의 시기능을 평가한 논문으로 임상 안과 영역에서 인간의 시기능을 광학적으로 평가하는 연구에 매진해왔다.

또한 학문 융합연구 활성화에 주도적인 역할을 인정받아 IACE 국제 융복합전문가협회(유엔 글로벌 콤팩트 공식 파트너)의 한국지부 학술자문단으로 위촉되었고, 2018년에는 세계 3대 세계인명 대사전인 "마르퀴즈 후즈 후 인 더 월드"에 등재되어 공로를 인정받은 바 있다. 현재는 시력과 안광학의 전문가로 안경광학과에서 교수직을 맡고 있다.

〈대표 SCI급 논문〉

* Novel Noncontact Meibography With Anterior Segment Optical Coherence Tomography: Hosik's Meibography(Cornea, 2013).
* Distortions of Iris and Anterior Lens Capsule OCT Images by ICRS(Journal of Refractive Surgery, 2013).
* Changes in Anterior and Posterior Corneal Parameters in Patients with Keratoconus After Intrastomal Corneal-ring Segment Implantation(Current Eye Research, 2013).
* Assessment of Optical Quality at Different Contrast Levels in Pseudophakic Eyes(Journal of Ophthalmology, 2016).

우리들이 궁금했던 시력&안경이야기

발행일. 2021년 8월 15일 발행 | **저자.** 박창원

발행인. 윤진영 | **발행처.** 도서출판 대학서림

주소. 03076 서울특별시 종로구 혜화로2길 8

전화. 02.745.1220 02.763.1220 | **팩스.** 02.744.1210

홈페이지. http://www.daihaks.com | **등록번호.** 제1-88호

정가. 20,000원

ISBN. 978-89-6940-267-7 93510